MAUVAIS SANG

Du même auteur

Édith Cresson : la femme piégée, Flammarion, 1993.

Une Algérienne debout, entretiens avec Khalida Messaoudi, Flammarion, 1995.

Mon journal d'Algérie : novembre 1999-janvier 2000, Flammarion, 2000.

Ton rêve est mon cauchemar : les six mois qui ont tué la paix, Flammarion, 2001.

Halte aux feux : Proche-Orient, antisémitisme, médias, islamophobie, communautarisme, banlieues…, avec Pascal Boniface, Flammarion, 2006.

Pour le meilleur et pour le pire : cinq femmes entre amour et politique, avec Nicole Leibowitz, Flammarion, 2012.

Islam, l'épreuve française, Plon, 2013.

Les homos sont-ils des hétéros comme les autres ?, Éditions de l'Observatoire, 2017.

ÉLISABETH SCHEMLA
Pr MOHAMAD MOHTY

MAUVAIS SANG

Robert Laffont

ISBN 978-2-221-27042-4
Dépôt légal : octobre 2023
Éditions Robert Laffont – 92, avenue de France 75013 Paris

À mes parents,
À mes aimés
À la vie !
Élisabeth Schemla

À ma maman, dont le cœur est au cœur
de toute mon existence ;
À mon épouse et mes enfants ;
À ma famille, Pierre, Béatrice, Tante Jeannette,
Ali, et tant d'autres qui se reconnaîtront ;
À la mémoire de Samir toujours présent
dans mon cœur ;
À tous les malades.
Pr Mohamad Mohty

Avant-propos

D'un coup de téléphone de quelques minutes jaillit une démarche exceptionnelle. Élisabeth Schemla, journaliste, auteure, atteinte d'un cancer du sang inguérissable, appelle à l'été 2022 le Pr. Mohamad Mohty. Cet éminent hématologue, une sommité internationale, chef de service à l'hôpital Saint-Antoine à Paris, la soigne depuis cinq ans.

« Et si nous faisions un livre ensemble, un livre à deux voix qui se répondent : vous, le médecin, moi, la malade ? Nous raconterions, chacun de son point de vue, très différent bien sûr, ce que nous traversons depuis si longtemps en partenaires indissociables. Ce serait un peu comme "Dans la tête de...", l'occasion pour vous de tout dire de votre pratique, de votre relation à travers moi avec tous les malades, de votre quête inlassable de solutions, pour moi, de témoigner des basculements si profonds que les maladies graves entraînent dans la vie de chaque malade et de son entourage.

— Vous verriez ce livre suivant notre chronologie depuis 2017 ? En le séquençant autour de tous nos moments clés ? De notre rencontre à la fin de la période Covid, jusqu'à aujourd'hui ?

— Oui.

— La démarche est osée. Nous nous connaissons, nous "travaillons" ensemble pour vous sauver mais à part ce goût commun presque éperdu pour la vie, nous ne nous connaissons pas. Il faudrait se dévoiler l'un à l'autre. Si nous jouons le jeu de la sincérité difficile, c'est un livre à la fois intime et universel que vous me proposez de faire, un médecin n'est pas habitué à ça… Mais je n'ai pas besoin de réfléchir plus longtemps, c'est d'accord. »

Ainsi est né ce livre risqué, dialogue inédit, sans fard que chaque malade rêve d'avoir avec « son » médecin. Les deux auteurs, au milieu du gué, ont l'espoir de faire un deuxième tome dans quelques années, quand l'immunothérapie aura enfin le dernier mot.

Chapitre 1

Élisabeth Schemla
L'homme de ma vie

Il y a une semaine, après une ponction dans le sternum effectuée en urgence, la cote d'alerte ayant été atteinte, le mot a été prononcé sans ménagement ni cruauté excessifs, presque comme une routine... Cancer. Je vis alors le dernier instant de ma vie passée. Sans prendre aussitôt la mesure du bouleversement. Cancer du sang, plus précisément de la moelle osseuse. Rare et incurable, précisent le *Vidal* et Wikipédia que je suis allée consulter, une fois pour toutes, dès l'annonce de l'épreuve à laquelle je vais me mesurer désormais et qui m'occupera jusqu'au bout, perspective qui, pour l'instant, n'a pas de corps. Une poignée de nouveaux malades par an, des élus de la malignité en quelque sorte, et un nom à coucher dehors qui évoque de mortelles arborescences, myélome multiple. Pronostic vital : laisse à désirer, pour le moins.

Il n'y a plus qu'à prendre le taureau par les cornes.

Je veux m'en remettre à l'un des meilleurs spécialistes, mais le plus près possible du Marais où j'habite à Paris. Je sais l'importance capitale de ces détails pratiques susceptibles de transformer en enfer la vie quotidienne quand les forces s'en vont. La Pitié-Salpêtrière, un trop grand bastringue ; Lariboisière, le quartier est hideux. Saint-Antoine… le faubourg popu et rebelle où ma mère a vécu quelques années, enfant, pendant la Première Guerre mondiale, comme une boucle bouclée, pourquoi pas ? L'hôpital abrite un service d'hématologie de pointe, c'est une chance, à une demi-heure à pied de chez moi, ou, pour les jours de grande fatigue, trois stations de métro sur la ligne 9, un confort. Reste à savoir si le patron à qui je suis adressée me conviendra. J'ai épluché sa fiche sur Internet, avec une méticulosité dont je ne me savais pas capable. Mais je n'ai pas voulu voir son visage. Surtout, pas d'idées préconçues. Découvrir sans *a priori*, sans prisme inutile. Je me suis assurée de sa qualité, ça me suffit. « Les yeux fermés, un cador », m'a affirmé mon cousin, cardiologue, professeur de physiologie à la tête de deux services d'explorations fonctionnelles, après s'être renseigné auprès d'un confrère ami. Bien sûr, j'ai les yeux grands ouverts pour découvrir Mohamad Mohty : il est essentiel de me fier à la première et déterminante impression qu'il me fera. Si ça ne colle pas, *ciao* !

L'homme qui ouvre la porte de son bureau le 4 décembre 2017 pour venir m'accueillir au sixième étage du bâtiment Robert-André de l'hôpital est petit, râblé, noir de cheveux qui sont ras, un air de quelque part en Méditerranée, accentué par la blouse blanche. Solidité. Pas l'ombre d'une arrogance mandarinale, pas le moindre soupçon de l'ivresse que confère le pouvoir médical absolu. Mon père, chirurgien, gynécologue, magnifique médecin, était un modèle de ce devoir d'humilité. Les tares de la prétention chez qui a pour mission de soigner sont à mes yeux rédhibitoires. Plus encore quand on doit passer du temps ensemble, un temps long. Pas la tentation non plus de la familiarité olé olé devenue le comportement d'époque de tant de médecins qui, pour un peu, vous taperaient dans le dos et passent une bonne partie de la consultation à répondre à leur mobile. D'emblée, je me sens à l'aise.

Le Pr Mohty a la voix douce, posée. L'humiliation de me trouver face à lui dans un fauteuil roulant en est vaguement atténuée. Très vaguement. Je ne tiens plus debout depuis un mois. Je me suis relevée d'un banal poirier en yoga, le dos tout à coup en feu. Quoique je ne sois pas une mauviette, l'incompréhensible douleur dans ma colonne vertébrale est intolérable. J'ai basculé en quelques semaines. Assommée. Voilà un mois à peine, je dédicaçais mon dernier ouvrage dans un salon du livre et, conseillère municipale d'opposition musclée à Trouville, je menais bataille. Tout à coup, je suis une femme impotente. Un bloc d'une souffrance si aiguë qu'elle vous réduit corps et âme à elle, et elle seule. Il n'y a soudain plus de place ni pour les sentiments, ni pour la pensée, ni pour la lecture, ni pour la musique, l'impérialiste occupe tout le terrain. Jour et nuit depuis un mois, je ne suis plus que cris incontrôlables et glaçants qui envahissent l'appartement. Je demande grâce, qu'on me soulage ! Une infamie d'être *ça*. Le cancer m'occupe moins que la douleur, lui, je m'en débrouillerai, j'en ai la certitude, mais cette hideuse grimace de l'être martyrisé…

De l'autre côté de son bureau, entre ordinateur, tableaux et diplômes au mur, livres et dossiers amoncelés, le professeur écoute d'abord, très concentré, un récit médical de soixante-dix ans qui se résume à une appendicite et à un angiome sur le nez. Sur cette tâche lie de vin apparue dans mes premières années et qui mangeait mon visage, je crois utile de m'appesantir. Inquiets du calvaire psychologique et émotionnel que j'allais vivre s'ils ne faisaient rien, mes parents ont tenté le tout pour le tout avec audace et s'en sont remis à un traitement au radium particulièrement osé. J'en ai été un cobaye et il a marché ! Longtemps tuméfié, mon nez a progressivement vaincu l'obstacle. Je ne peux taire au Pr Mohty que pendant des années j'ai reçu dans la tête de la radioactivité. Je passe ensuite rapidement sur mon frère… Je tiens en revanche à évoquer d'une phrase une séparation qui m'a récemment réduite en cendres. Il ne rebondit pas. J'enregistre son silence. Une piste, vague encore, sur sa vision probable de la relation entre le traumatisme et le déclenchement de la maladie. Puis il me parle du sang malade, avec une considération non dissimulée et une détermination impressionnante. Je sens chez lui de l'estime pour le sang ennemi contre lequel il mène, à l'évidence, cela se traduit par une sorte de tranquille tension, une guerre existentielle. Tout sauf blasé, cet homme, ça me plaît.

Ses mots volettent autour de mon cerveau endolori, j'entends globules rouges, plaquettes, chaînes légères, plasmocytes. À vrai dire, je m'en fiche un peu. D'abord, je veux arrêter de souffrir. La cause, pour l'heure, est secondaire. Mohty m'annonce la couleur, pas vraiment rose bonbon. « Vos douleurs aux os viennent de ce cancer du sang qui les entame. Le myélome multiple est un cancer très rare dont on ne sait pas grand-chose. Ni le pourquoi, ni le comment, il reste un mystère. On ne sait pas le guérir. Il y a quelques années, les malades n'en réchappaient pas, et à très court terme. Aujourd'hui, nous sommes en mesure, avec des combinaisons de nouveaux traitements, de les faire vivre bien plus longtemps et dans des conditions correctes de confort. On s'adapte, on affine, on fait un peu du cousu main. Les progrès de la recherche sont stupéfiants. Chaque année, j'aurai quelque chose de nouveau à vous proposer. Vous avez de la chance et j'en suis heureux pour vous. Souvenez-vous de l'essentiel, je vous le dis dans les yeux : le temps est votre, notre, meilleur allié. » Je comprends aussitôt l'importance de ce message.

Combien de fois au fil des ans aurai-je vérifié la justesse de ce mantra paradoxal ! Plus, mieux, il coule dans mes veines, il est devenu mon sang.

Le médecin file avec une sorte de gourmandise la métaphore, pas n'importe laquelle. Il en utilise d'élémentaires dont il m'apparaîtra vite qu'elles sont sa marque, celle de l'infini respect qu'il a pour ses patients : ils doivent comprendre ce qui leur arrive et ce qu'on leur fait. Ça aussi, ça me plaît. Tandis que je suis assignée dans le fauteuil à roues sur lequel je cherche en vain une position pour rendre la douleur acceptable, avec pour horizon de ne guère en avoir, voilà que me tombe dessus d'abord la marmite : « Imaginez un chaudron dans lequel bouillent le sang corrompu et les cellules malignes qui grenouillent pour faire sauter le couvercle et se répandre partout. Eh bien, nous allons faire en sorte de leur maintenir la tête dans le sang et d'empêcher le couvercle de se soulever. Nous allons tenter de contenir votre cancer. » À peine sortie de la casserole, me voici sollicitée pour suivre du regard une escadrille – la main du professeur monte puis fait un brusque piqué – qui fonce sur une cible maligne pour l'annihiler : pour un peu, la chimio vous donnerait des ailes.

Dès que des examens complémentaires à n'en plus finir, dont de nouvelles ponctions de la moelle osseuse dans le sternum, permettront d'affiner le diagnostic, Mohty me proposera un traitement par voie buccale, à prendre à la maison : « Nous allons commencer sagement de cette façon, voir ce que cela donne. Si ça marche, c'est plus agréable dans la mesure où, vous l'aurez compris, la chimio se fait en continu, à vie. Sinon, il faudrait passer à d'autres traitements par perfusion à l'hôpital, très contraignants, très fatigants, pas bien rigolos… » Évidemment, j'ai aussitôt l'espoir que cette chimio à domicile sera efficace. « Notre objectif est que votre pic monoclonal qui exprime votre cancer passe de 27 aujourd'hui à 0. Nous ferons ça ensemble, les malades sont les premiers concernés par les thérapies, pour moi, ce sont les principaux acteurs, et des partenaires. »

Je suis convaincue en l'écoutant que ce n'est pas du bla-bla, pas une trouvaille facile pour faire passer les pilules. La main tendue de ce médecin pour avancer en concertation et en vérité, ce sera un privilège de m'en saisir. Mais je n'ai aucune intention de tout accepter sans questions et sans réponses, je suis décidée à me faire entendre. Il a la compétence, il sait tout du sang, moi, je connais et je défends le mien. Je suis convaincue qu'il a déjà compris quelle enquêtrice je serai. En est-il amusé, énervé, inquiet ? Difficile à dire. « Par exemple, la souffrance, docteur, je suis désolée d'insister. Je n'en peux plus. Il faut me tirer de là, comprendre de quoi il s'agit. » Je ne suis pas totalement convaincue par son explication, j'écoute mon corps, il doit y avoir autre chose que de classiques douleurs osseuses associées au sang malade, n'ai-je pas déjà eu cet été après un tennis deux fractures de la hanche sans chute ? « Pour vous soulager, je vais vous faire recevoir tout de suite au service antidouleur de l'hôpital, au rez-de-chaussée. » Nous ne découvrirons l'ampleur des dégâts que quinze jours plus tard. Trois vertèbres fracturées en faisant ce fameux poirier.

La confiance dans un médecin relève d'un élan et d'une certitude difficiles à cerner. Je pense à mon père. Au bout de cette heure de conversation pour savoir comment affronter mon sang, il me dirait, je l'entends : « Avec lui, je crois que tu peux être tranquille, Bichette. » Mohamad Mohty deviendra « cher Professeur ». L'aride chemin qui m'attend, c'est décidé, je le ferai avec lui. Je vais remettre mon sang entre ses mains. Aujourd'hui, comme dit la chanson, j'ai rencontré l'homme de ma vie. Il n'est jamais trop tard…

Chapitre 2

Mohamad Mohty

« Sur la tombe de ma mère, un engagement à vie… »

Ce lundi 4 décembre 2017, j'ai rendez-vous avec Mme Schemla. Ce n'est pas mon jour de consultation habituel mais j'ai cru comprendre que la situation est urgente et que cette femme doit être vue très rapidement. Je suis ponctuel et à 15 h 15 comme prévu je vais la chercher en salle d'attente. Je la découvre en chaise roulante, extrêmement pâle. Ses yeux très verts sont cernés de noir. Elle est digne, se tient le mieux qu'elle peut, on imagine son effort bien qu'elle essaie de faire bonne figure. Je ressens sa douleur, elle ne veut rien montrer mais je vois tout. Nous nous saluons. Sa voix est amène et calme, voix qui suggère une volonté d'être dans le contrôle. Un contrôle de sa propre image en fait, de cela je me rendrai compte quelques minutes plus tard. À l'évidence, son histoire est longue et compliquée.

La discussion s'engage entre nous, elle me montre quelques analyses sanguines. Aucun doute possible, je repère tout de suite le fameux pic monoclonal marqueur d'un myélome multiple. La priorité, en dépit de tout, est de soulager sa souffrance. Je pense alors qu'il s'agit classiquement d'atroces douleurs osseuses, même si cette maladie provoque souvent aussi des tassements vertébraux et des fractures spontanées. À la fin de la consultation, je l'orienterai dans un premier temps vers le service antidouleur de l'hôpital. Quelques jours passeront avant que je me rende à l'évidence, au vu d'examens complémentaires : les fractures sont bien là. Pour l'instant, je l'interroge, l'interroge encore comme le ferait un bon étudiant en médecine pour établir une observation. Outre ses antécédents personnels et familiaux, elle me parle de son état de fatigue incompréhensible depuis plusieurs mois. Tout cela est hélas cohérent.

Mme Schemla est journaliste politique et auteure de plusieurs livres. Je découvrirai plus tard la grande qualité et l'acuité de ses écrits, sa vision du monde et de l'histoire récente et moins récente. Elle me raconte l'état particulier, voire indescriptible dans lequel elle s'est trouvée cet été lors de la rédaction de son dernier ouvrage, une faiblesse qu'elle ressentait sans pouvoir mettre des mots précis dessus, l'impression que son cerveau lui « faisait défaut ». Elle me raconte encore les quatre semaines qu'elle vient de passer, allongée, sans trop comprendre ce qui lui arrivait. Évoque aussi en quelques mots pudiques une séparation qui l'a bouleversée. Je devine bien qu'il s'agit d'une femme battante, fort intelligente, qui a pris beaucoup sur elle avant de se décider à consulter.

La situation va être compliquée car ma nouvelle patiente pose énormément de questions très pertinentes auxquelles je n'ai pas forcément de réponses convaincantes ou définitives. Je suis un médecin qui croit en la science et en la médecine par les preuves. Le doute fait donc partie en permanence de mon discours même si les malades aiment les réponses fermes et affirmatives. Douter, n'est-ce pas ce qui nous pousse à toujours chercher plus loin, à nous interroger, à ne jamais baisser les bras ? C'est une force que d'avancer pas à pas, preuve après preuve, et ainsi imaginer le meilleur, puisque tout reste ouvert quand chacun s'attend au pire. Une chose est certaine, ma malade est déjà consciente de la gravité de sa situation. Elle ne me l'a pas dit mais – au sein de mes incertitudes – je parierais pour une fois qu'elle a envisagé avec lucidité toutes les options. Sa souffrance du moment ne présage en apparence que du négatif, mais elle me regarde droit dans les yeux et je comprends ce qu'elle attend de moi. Le personnage me paraît assez complexe, avec une dimension philosophique certaine. Saurai-je être à la hauteur ? Un doute de plus…

Pourquoi, la regardant de l'autre côté de mon bureau, repliée dans son fauteuil, l'image de ma maman en grande souffrance m'assaille-t-elle avec tant de force ? C'était il y a plus d'un quart de siècle. Rien de commun a priori entre ces deux femmes, sauf une maladie. L'espace de quelques instants, je suis effrayé. Trop d'émotions me submergent ! Jeune étudiant en médecine, dans un langage très simple, je formulais pour ma mère ces mêmes explications que celles que je m'apprête à fournir à Mme Schemla. À l'époque, entre elle et ses médecins, je servais d'intermédiaire car elle ne voulait rien entendre d'eux directement et leur demandait de « parler à son fils » en qui elle avait entière confiance. Elle refusait d'entendre le mot « cancer ». Comme elle savait que je le savais, cela lui permettait d'atténuer le poids de la vérité et la portée des explications. On ne disposait alors d'aucun traitement efficace et je n'ai pu sauver ma mère.

Heureusement, je sais aujourd'hui maîtriser mes émotions. Très vite, la sérénité me gagne de nouveau et je décide, comme on dit, de prendre le taureau par les cornes. J'explique donc à Mme Schemla, au regard des éléments dont je dispose, la maladie dont elle est atteinte bien qu'il manque encore à ce stade de nombreux examens – lesquels permettront de préciser le risque évolutif et d'orienter le traitement. Nous sommes face à ce myélome multiple qui est un cancer du sang *incurable*. Ces maladies sont une sorte de bête sauvage imprévisible malgré tous nos efforts de domestication. Le gène de l'humilité me paraît obligatoire pour quiconque veut se spécialiser en hématologie.

Aujourd'hui, en 2017, on peut espérer, avec les meilleurs traitements, et si tout se passe sans complications, trois à quatre ans de survie chez un ou une malade de 70 ans. Dois-je lui annoncer ces chiffres ? Entamer ainsi une capacité de résistance que j'entrevois immédiatement ? Certainement pas. J'ai vu trop de malades dont le pronostic était mauvais toujours vivant dix ans après. Je connais aussi, à l'inverse, tout aussi nombreux, tant de patients à qui on a promis une guérison quasi certaine emportés en peu de temps. Ces parcours m'ont perturbé. Je me contente donc de lui dire qu'il s'agit d'une maladie qui peut de nos jours se « chroniciser » grâce aux immenses progrès de la médecine. Son meilleur allié sera le temps.

Nous décidons ensemble d'en gagner. Voilà le projet thérapeutique que je lui propose. Cela paraît simpliste, mais c'est d'abord honnête. Mes collègues américains auraient dit qu'on allait « acheter » du temps. Il est vrai que tout se vend et s'achète en Amérique. Le monde de la médecine américaine est un business comme les autres, ce qui n'a rien à voir avec celui d'un hôpital public en France ! La suite de l'histoire va nous montrer qu'il est effectivement possible de gagner du temps, et j'espère que l'on en gagnera encore plus pour écrire le deuxième tome de ce récit que j'ai moi-même dans mon sang.

Établir un contact cordial avec cette malade est ma première démarche. J'aime beaucoup discuter avec mes patients que je respecte, même si certains restent très distants, voire fuyants alors que je suis supposé les suivre pendant de nombreuses années.

Le caractère facile ou difficile des uns et des autres ne m'a jamais posé de problème. Ma malade du 4 décembre est différente, angoissée, multiple, très proche de moi aussi. Le courant ne peut que passer. Pour elle comme pour les autres, ma détermination est inébranlable. Je vais faire tout ce qu'il est possible pour l'aider, je vais essayer de la sauver, de lui permettre de continuer. Elle doit le savoir intimement, le ressentir, l'atmosphère se détend. Elle m'a écouté avec une grande attention, m'a posé des questions très précises. J'ai vite compris sa volonté de vivre longtemps, mais bien.

Notre rencontre a duré plus d'une heure. J'ai l'impression d'avoir été clair dans mes explications, réaliste quant au pronostic de la maladie, mais aussi optimiste quant aux options thérapeutiques. Tandis que je la raccompagnais vers la sortie, nos regards se sont de nouveau croisés fortement. Une relation puissante vient de s'installer entre nous. Ma mère n'a pas quitté mes pensées, preuve aujourd'hui de mon engagement absolu. À sa mort, je m'étais déjà promis d'approcher, parler, regarder, ou toucher chaque malade comme un parent cher. Tous les matins, en me réveillant, je regarde le vase contenant une poignée de terre que j'ai gardée précieusement de sa tombe lors de son enterrement, et je renouvelle chaque jour mon engagement depuis vingt-sept ans. Les termes immuables du contrat sont ainsi établis. Avec Mme Schemla, il durera, intact, aussi longtemps que nous mènerons à deux la bataille du sang.

Chapitre 3

Élisabeth Schemla
Un destin de frère en sœur

Alger… Je suis née en 1948 dans son soleil, j'ai grandi dans la mer lumineuse à La Madrague, une petite baie d'eau bleue au sable épais, dans l'odeur des pommes chips frites à l'instant par le vendeur arabe dans une bassine de puissante huile d'olive, rondelles craquantes dévorées à coups de gorgées de Coca-Cola, sel brûlant et sucre glacé mêlés. Mes premières années, je les ai passées avec mon frère Philippe, de deux ans mon cadet. Il attisait toute la jalousie dont je suis capable parce que mes parents, de façon incompréhensible pour moi, s'occupaient beaucoup de lui. Beaucoup trop. Je le revois, ou est-ce l'effet photo qui fait que se confondent mémoire vraie et souvenirs recomposés, assis sur le gazon devant le porche de la villa, sur les hauteurs à Hydra, manipulant lentement des jouets. Il était malade, me disaient ma mère et la nurse, l'air chagrin. Il n'en avait vraiment pas l'air. Il ne semblait pas souffrir du tout, jamais une grimace, jamais un cri, il ne se plaignait d'aucune douleur.

Quand un enfant est malade, il montre où il a mal, il chougne ou il sanglote bruyamment, mon frère ne faisait pas tout ça. C'était un enfant très doux, d'une tendresse qui émouvait chacun, les yeux légèrement écartés peut-être et une déambulation un peu lente, mal assurée, mais en quoi aurait-ce été un signe de maladie ? Bref, on me racontait des histoires pour faire passer une préférence. Pour fuir probablement, je réclamais à cor et à cri d'aller au plus vite à l'école et c'est ainsi que j'ai gagné une année d'avance.

Je me suis réveillée un matin. Au sens propre, Philippe avait disparu. Envolé ! Sans aucune explication. Pour moi, un miracle, un vœu exaucé. Je faisais semblant de rien, comme indifférente à la pénombre inhabituelle, aux volets mi-clos sur une peine qui flottait dans l'air mais dont on m'avait épargné toutes les manifestations en me confiant aux Attali, voisins très appréciés, parents de Jacques et Bernard, mes camarades de jeu. J'ai mis des semaines je crois à poser la question à mes parents. « Où il est Philippe ?

— En Amérique. »

Je m'en suis contentée. Très longtemps après, j'étais adulte, mon père m'a dit que mon frère était né trisomique léger et mort à 4 ans d'une leucémie aiguë.

J'étais incapable à l'époque de comprendre qu'il était atteint d'un cancer du sang, conséquence très fréquente du dérapage chromosomique, et que mes parents ne pouvaient sauver leur enfant. Mon père savait que n'existait aucune thérapie curative et il s'est bien gardé de le dire à ma mère pour ne pas la désespérer. Tout fut silence ajouté au silence entre nous trois, voie royale du secret et de ses dégâts.

Aurais-je appris ce qu'il en était, c'était trop abstrait pour peser. Mais s'il était possible de taire la vérité sur la maladie puis la mort de Philippe, il ne l'était pas du tout de dissimuler celle de la guerre. Pendant huit années et jusqu'à notre départ en 1962, j'avais alors 14 ans et demi, nous humions le sang, indissociable de la haine, de la violence, de la trahison, du mensonge, de la manipulation, de la peur, de la loyauté et du courage aussi, ce bain de passions humaines déchaînées dans lequel nous trempions tous. Sans cesse, jour et nuit, au plus près ou plus loin, le bruit des bombes, la radio sur le qui-vive racontant les morts et les blessés, les ambulances qui hurlaient, le sang frais ou séché sur les murs ou dans les rues, la sciure de bois répandue sur les flaques devant le café ou la maison visés, un cousin mobilisé qui se livrait, honteux, à des ratonnades, les fils d'amis engagés dans l'OAS, la grenade à la main, mon père, un gaulliste libéral échappant par miracle à des attentats de cette même OAS, obligé de fuir quelque temps en métropole, parlant discrètement à ma mère des blessés de tous bords qu'il recevait en urgence dans sa clinique : c'était une poisseuse et lourde atmosphère de sang qui empuantissait les âmes, même celles des enfants, les imprégnait à vie. Pour les fasciner ou les horrifier, souvent les deux. Pour moi, gamine, puis jeune ado, la guerre a eu deux conséquences immédiates. Ce sont ces événements, ces passions et la volonté d'en pénétrer les ressorts, les interrogations sur la troublante coexistence du bien et du mal, variable selon le contexte et les époques, qui ont décidé de ma vocation.

À 12 ans, j'ai déclaré tout de go que je serai journaliste. Mais plus tard, dans tous mes reportages sur les terrains de crises ou de guerre, je crois pouvoir affirmer que je n'ai jamais cherché le sang. Plutôt à discerner et raconter les mécanismes à l'œuvre pour le faire couler. Jamais le reportage n'a été prétexte à faire la guerre par procuration. En même temps, le sang, associé aux atrocités dans ces années algériennes de construction de soi, s'est installé en moi comme symbole et synonyme de mort, si forts, si exclusifs qu'il en devenait presque impossible de le considérer pour ce qu'il est pourtant avant tout : la santé et la vie. Même si mon chirurgien de père s'employait tant et plus à me le démontrer jusqu'à me mettre en salle d'opération à 11 ans pour que je puisse constater à quel point ce liquide rouge est aussi salvateur. En vain. C'est sans aucun doute pourquoi son irruption sous une autre forme dans ces années-là, venant se superposer à la guerre, a d'abord suscité la terreur en moi avant de tourner au traumatisme.

J'avais 10 ans à peine en 1958 et n'étais prévenue de rien. Ni *L'Amant de Lady Chatterley* ni *Les Chansons de Bilitis*, livres que je planquais dans la douche et dont je n'étais jamais rassasiée, n'enseignaient ce que sont les règles ni comment elles se présentent. J'ai hurlé à la vue de mon sang cette fois-ci comme jamais plus je n'ai hurlé. Pas un cri de douleur, pas du tout, mais de peur totale. Aussitôt après, une apnée. Seule une blessure ou une maladie invisible pouvait provoquer ce flot ! J'allais mourir, forcément ! Et puis, j'ai entendu des explications contraintes et parcellaires mais suffisantes pour m'éclairer. Aucune crainte de trafiquer, de réécrire l'histoire : malgré mon jeune âge, j'ai tout de suite su que ces règles seraient inutiles. Combien de temps cette histoire ponctuée avec une rigueur de métronome allait-elle m'empoisonner l'existence ? Combien de temps à traîner ce boulet, ces douleurs récurrentes, ces précautions à prendre pour faire du sport, pour sortir, ces « accidents » humiliants au lycée ?

Ce n'est que six ou sept ans plus tard, peu au fond, à Paris, que l'inutilité ressentie à 10 ans est devenue une certitude énoncée : je n'aurai pas d'enfant. Tout en moi se refusait à en avoir, avec une détermination précieusement enfouie. Mettre au monde dans la douleur, materner dans l'abandon de soi, prendre le risque de la mort comme pour Philippe, ce n'était tout simplement pas pour moi. Ce sang était ainsi un grand méchant tour que la vie me jouait. Je l'ai radicalement pris en grippe, des décennies de rage pure, un calvaire renouvelé chaque mois. Chaque mois, en exil de moi-même. Mais à chacun ses contradictions. Aussi intolérable qu'il ait été dans une problématique personnelle, jamais je ne l'ai ressenti comme une impureté. Au contraire, un phénomène naturel, et le plus respectable de tous puisqu'il permet la gestation et la mise au monde, l'expression même de la vie. Si je ne les ai jamais enviées, je ne me suis jamais moquée des femmes qui ont une ribambelle d'enfants et s'en trouvent heureuses.

Faut-il vouloir installer un pouvoir absolu et d'une lâcheté incommensurable pour aller inventer à propos des règles cette division entre pur et impur ! Ainsi justifier le pire. Les hommes, ces champions toutes catégories du sang versé – il y aurait de quoi remplir toutes les mers de la planète depuis le temps – parce qu'ils éprouvent une peur viscérale du mystère féminin, ont fait du sang des femmes un prétexte à violences épouvantables à leur égard, entre autres. Aucune culture, aucune civilisation, peu de religions y échappent. Aujourd'hui toujours, en Inde, au Népal, en Chine, en Afrique, et jusque dans nos banlieues et quartiers, hindouistes, bouddhistes, ritualistes, musulmans, juifs orthodoxes, pratiquent une torture « pure » en toute quiétude une semaine par mois : ici, ils font des femmes des intouchables, là, ils les cloîtrent dans des cabanes dédiées, canicule ou grand froid, qu'importe, les privent d'école, de bains rituels, leur interdisent de toucher la nourriture commune. Ils les désignent comme des maudites pour ce que la nature les fait, et aux yeux mêmes de leurs enfants dont elles sont les éducatrices. En comparaison de milliards de femmes sur la planète, puisqu'elle n'était due qu'à des dispositions intimes, j'ai bénéficié d'une malédiction de grande privilégiée.

L'allégresse, le bonheur, j'ose le terme, voilà ce que j'ai connu avec le journalisme à 22 ans, après l'exil algérien scellé dans mon âme, une hypokhâgne d'un conformisme mortel et des études supérieures, licence d'espagnol, thèse de maîtrise de cinéma consacrée à Jean Renoir en lettres modernes avec mention Bien, puis préparation d'une thèse de doctorat de troisième cycle sur Jean-Pierre Melville. J'ai eu la chance de me lier d'amitié avec ce metteur en scène des ombres et, en me mettant sur le tournage du *Cercle rouge*, il m'a fait définitivement oublier l'université. Allégresse et bonheur m'ont accompagnée pendant des décennies. Le journalisme dans lequel j'ai déboulé était moins un métier qu'un rêve à faire devenir chaque jour réalité. Grâce à une simple carte de presse. J'ai débuté stagiaire au *Figaro* pour entrer presque tout de suite à *L'Express* de Françoise Giroud et de Jean-Jacques Servan Schreiber – cet hebdomadaire était mon objectif depuis que j'avais décidé à Alger de mon avenir. Tout est allé très vite. À 25 ans, je faisais la une de l'hebdomadaire avec des documents qui ont eu du retentissement ; je m'étais mise entre autres dans la peau d'une caissière, d'une OS à l'usine, d'une hippie en me faisant embaucher à Prisunic, à la Thomson, en partant vers Katmandou en minibus brinquebalant. Et j'ai mis un pied dans le cercle des hommes condescendants ou hostiles de ce qu'on appelle stupidement en France les « grands reporters », comme s'il y avait une hiérarchie quelconque dans le reportage, ce qui m'a valu deux fois d'être retoquée pour le prix Albert-Londres auquel m'a présentée Françoise Giroud, dans l'espoir vain de casser les codes.

Puis, à 30 ans, j'ai rejoint *Le Nouvel Observateur* et Jean Daniel. Les plus prestigieux des patrons m'ont fait confiance, propulsée. En me retournant, j'ai le regret très vif, par ma faute, de ne pas avoir appris assez d'eux. Ils m'ont laissée partir vers l'ailleurs, respirer à plein poumons le kérosène des tarmacs, porte du quotidien refermée derrière soi, profiter de la miraculeuse parenthèse de l'avion, annonciatrice des jours ou des semaines en quête du récit franc d'événements historiques, rencontrer pour cela l'infinie palette des sociétés, les chefs d'État ou les habitants d'un bidonville, assister aux grands basculements des régimes totalitaires qui ont caractérisé la seconde moitié du XXe siècle, Espagne, Balkans, pays de l'Est, Afrique du Sud ; tant et plus sillonner Israël et les territoires palestiniens, de guerres en *intifadas*, l'Algérie bien sûr et la noirceur de sa guerre civile, et, et, et… Ensuite écrire. Chambre d'hôtel, immuable bureau avec glace qui renvoie l'image du pugilat avec le stylo puis l'ordinateur, se battre avec les mots pour le dire au plus juste.

L'enfer et l'extase. J'ai ainsi vécu longtemps dans le ciel. « Non, Lili n'est pas là, elle est en vacances pour son travail ! » Cette phrase aussi innocente que délicieuse d'une enfant très chérie répondant au téléphone à qui me cherchait résume mieux que tout le don qui m'était fait. Un jour, à ma demande, j'ai posé mes valises pour suivre la voie de la responsabilité éditoriale et commencé à écrire des livres. Rédactrice en chef de la une du *Nouvel Obs*, puis directrice adjointe de *L'Express* où je suis revenue un demi-siècle après. Même si j'ai réussi dans cette autre forme de journalisme – une activité assise qui, les invitations dans les studios de radio et de télévision pleuvant, flatte les vanités –, l'amusement et la joie ont fait pschitt.

1995 n'allait pas mettre du baume. Mon père est hospitalisé à Nice. Cancer de l'estomac. Pronostic vital que je vais chercher dans le *Vidal* : 0. Évidemment, il sait. J'ai beau savoir, je n'y crois pas. Pour moi, l'impensé devient un lit métallique à roulettes, un arbre à perfusion, des flacons et des poches qui pendent, des tubes qui y relient mon « Dady » jadis appelé « Pouchinette ». Il a singulièrement maigri, si vite, mais la séduction, si j'en juge aux infirmières, opère toujours. Il est athée, le judaïsme chez lui relève d'une fidélité qu'il revendique uniquement quand de graves circonstances l'exigent, ainsi sa flamboyante croisade personnelle contre les lois antijuives de Vichy. Il a cessé de croire en Dieu à la mort de sa mère, il avait 8 ans, et au moment de mourir, rien, mais alors rien en lui ne trahit la moindre peur, le moindre retour de dernière minute, effrayé, vers une croyance, pas un regret pour la foi. Si tant est que je puisse oser l'écrire, il est serein, juste un peu surpris que la fin arrive si tôt parce qu'à l'exception d'une pleurésie jeune homme, depuis 84 ans il s'est porté comme un charme.

J'aime que mon père, face à la mort, ne soit pas en contradiction soudaine avec ce qu'il a toujours été. Cette cohérence est une grande force et il me la transmet. Entre lui et moi, l'heure est venue des conversations ultimes, de celles que nous n'avons jamais eues.

« Philippe, papa... explique-moi, c'était tellement dur, vous n'aimiez que lui...

— Mais non, ma Bichette, tu t'es toujours trompée. C'était normal que maman s'occupe de lui comme elle l'a fait. Elle vivait un drame épouvantable et tu la connais, instinctive comme elle est, elle ne se faisait pas d'illusions. Moi, je savais depuis sa naissance qu'il était perdu avec la leucémie, ça a été très difficile, ça explique aussi que je ne me sois pas attaché à ce petit mais à toi, bien vivante. Tu t'es fait beaucoup de mal pour rien à avoir cru autre chose tant de son côté que du mien.

— Sa leucémie, pourquoi, elle venait d'où ?

— Je suis persuadé que c'est à cause de la lignée de maman, ils aimaient trop biberonner, et elle a été la victime lointaine de ce désordre... »

J'étais sous le choc. Indignée aussi. En quoi la lignée des Schemla dans leurs Aurès, bâtie à coups de mariages arrangés, parfois consanguins pour perpétuer la judaïté, vaudrait-elle mieux côté chromosome mal fichu ? Quelques jours après, en faisant les cent pas dans le couloir avec le Pr Jean Mouïel, un chirurgien brillant dont mon père avait voulu faire son associé et à qui il avait décidé de s'en remettre pour son cancer, je lui ai confié la teneur de cet échange. J'espérais du réconfort, pas sa réplique immédiate : « Élisabeth, ce qui est arrivé à votre frère doit vous inciter à la plus grande prudence. Vous allez me faire le plaisir, dès que vous serez de retour à Paris, d'aller à la Pitié et de vous faire faire les examens adéquats. Je vais vous donner une ordonnance. Rien ne dit que vous ne présentez pas vous aussi un problème ! Il ne faut pas vous amuser avec ça. » En somme, Mouïel croyait plus à l'hérédité qu'au hasard et soupçonnait une fatalité. J'ai suivi son conseil. Il avait raison. Je suis ressortie de la Pitié avec un graphique traduisant un « pic monoclonal ». L'expression entrait dans ma vie, sans que j'y prête attention. De retour à Nice, je me suis bien gardée d'en parler à mon père mais je m'en suis ouverte à Mouiël. « Bien… Alors, pour l'instant ce pic est très bas, il peut rester comme ça toute votre vie, ou augmenter progressivement et alors, je préfère être clair avec vous, vous risquez de faire à votre tour une leucémie ou un autre cancer du sang. Il faut le surveiller de près. Ça veut dire que vous le faites vérifier tous les ans. Promis ? » Promis, docteur. Pourtant, il faut l'admettre, je n'y croyais guère.

Ma grande fierté dans les années suivantes – j'ai quitté *L'Express* où j'étais revenue vingt ans après comme directrice adjointe pour ce projet – a été de réaliser mon autre rêve journalistique. Il avait de longue date effrayé mes parents tant il était casse-gueule. Mais les défis me galvanisent. Poussée par un ami israélien avant-gardiste, épaulée par Nicole Leibowitz, ex-rédactrice en chef du *Nouvel Obs* elle aussi, côté culture, j'ai créé en 2002 le premier journal en ligne de France. *Proche.orient.info* a été une révolution pionnière. Il nous a hélas fallu le fermer en 2007, faute d'un modèle économique viable à l'époque. Une épreuve sans épaisseur à côté de la mort de ma mère à 101 ans, une lionne adoratrice de la vie dont j'ai dispersé les cendres à la mer à Trouville et qui m'a laissée sur la jetée, définitivement orpheline.

Avec plus ou moins de ponctualité, j'ai continué à faire le test du pic, qui montait légèrement sans attirer particulièrement l'attention des médecins. Grâce à ma mère qui ne transigeait pas là-dessus quand j'étais jeune et savait choisir les meilleures disciplines et professeurs, le sport fait partie de ma vie. Vers 60 ans, j'ai arrêté le tennis que j'ai tant adoré à la suite de douleurs aux poignets. À l'été 2017, sortant de l'écriture de mon dernier livre, *Les homos sont-ils des hétéros comme les autres ?*

dans un curieux état que je qualifiais en faisant rire tout le monde de « quête permanente de mon cerveau qui m'échappait... », je me suis laissée convaincre avec plaisir par une amie de retourner sur un cours, en douceur. Laquelle s'est transformée en douleur. J'ai pris pour une sciatique ce qui se révélerait une double fracture du bassin sans chute deux mois plus tard, sans que personne ne pose quelque autre diagnostic. Allaient enchaîner les vertèbres fracturées au yoga, même scénario.

Il me faut maintenant prendre une lourde décision. La vie des malades n'a pas de prix et la faute professionnelle, quand elle a des conséquences extrêmes, ne doit pas être tue au nom de je ne sais quelle morale ou bienséance. Après tout, c'est de sa peau qu'il s'agit et les patients, bien plus nombreux qu'on le croit à être confrontés à la catastrophe de l'incompétence, comprendront. Par respect pour la position de mon père qui affirmait que l'erreur médicale étant faite et irréversible, mieux valait laisser filer, je n'ai pas voulu entamer une action en justice contre le médecin coupable d'être passé à côté du diagnostic. Je le regrette et je ne lui ai pas envoyé dire en tête à tête dans son cabinet du centre-ville, l'occasion m'en étant un jour opportunément fournie. Le comportement de ce professionnel a été de bout en bout inacceptable. Il était devenu mon médecin de référence à Trouville où je réside souvent. Je m'en remettais à lui. Le pic monoclonal avait atteint 17 en janvier 2017 et il n'avait rien dit. Puis en septembre, après le tennis, il était à 27... Vague diagnostic d'ostéoporose... J'ai conservé toutes les preuves. Je n'avais aucune idée de la valeur de ces résultats, je ne suis pas médecin, et tant qu'il ne s'inquiétait pas pour moi, pourquoi me serais-je mis martel en tête ?

Et puis, enfin, je suis allée consulter pour mon dos insupportable après la séance de yoga l'excellent rhumatologue, Patrick Gepner. Il n'a même pas cherché à examiner ma colonne, il y a reconnu un symptôme aussitôt après avoir regardé les analyses. Devant les résultats du pic, je l'ai vu sauter littéralement au plafond. Un long silence, puis : « Madame Schemla, tout de suite en urgence à Foch ! On ne va pas se raconter d'histoires, je crains le pire...

— C'est-à-dire ? »

Une hésitation à balancer la vérité tout à trac : « ... un cancer du sang ! »

Et de se saisir de son téléphone pour appeler un confrère à l'hôpital.

Je lui dois beaucoup. J'ai appris ainsi, quasi incrédule, que dès janvier 2017 le cancer était caractérisé, évidemment fulgurant en septembre. Non seulement s'il avait été pris à temps j'aurais gagné un an, mais surtout, ah, ce surtout, cinq vertèbres brisées seraient toujours intactes. La douleur ne fut pas le pire, pour parler franchement. Elle a eu un temps. Mais la voussure, entraînée par la cimentoplastie, c'est mon éternité. L'opération l'a installée, inéluctable, avec une menace respiratoire permanente, tous les exercices de la terre l'enrayent vaguement, rien de plus. Elle a modifié pour toujours ma silhouette. L'esthétique, la séduction – l'âge ne changeant rien à l'affaire –, c'est le sel de la vie. Ce signe extérieur et artificiel de vieillesse à laquelle j'avais échappé jusqu'ici, cette métamorphose provoquée par la défaillance du diagnostic pourtant évident est un drame, plus que le cancer lui-même. Je ne pardonne pas l'erreur mais peut-être plus encore la suite, dénuée d'esprit de responsabilité et de compassion. Ce médecin fautif, une fois prévenu par moi-même de ce qu'il en était et alors que j'étais sa patiente depuis plusieurs années, s'est mis aux abonnés absents. Pas une seule fois il n'a téléphoné pour prendre de mes nouvelles.

Je suis à peu près certaine que le Pr Mohty éprouvera un malaise en lisant ces lignes concernant un confrère. Je n'ai jamais non plus évoqué auprès de lui cette difficile mais capitale transformation physique aux retombées psychologiques durables, estimant qu'il n'y avait là aucune interférence justifiée avec notre lutte commune contre les cellules malignes. Mais je suis de l'autre côté de la barrière. C'est ça aussi, la complexe vie des malades faite de bien d'autres ressorts que le simple cancer, et je ne vois aucune raison de me taire plus longtemps. Alors que nous allons aborder ensemble le traitement à la suite de notre rencontre, non seulement enragée contre ce coup du sort périphérique, je suis surtout estomaquée par la force du destin. Ainsi, mes parents n'avaient pas fait un enfant mais deux atteints du même mal. Au moins ont-ils été épargnés par un second drame qui les aurait fait passer de la rassurante hypothèse d'un accident à la certitude d'une malédiction. Mon frère avait donc été l'inimaginable prémonition de ce qui m'attendait. Mort, au tout début de son existence, qui serait-il devenu s'il avait vécu, ses possibles réalisés, si nous avions pu continuer ensemble le chemin ? Notre histoire familiale en aurait été bouleversée. Je suis rattrapée, moi, par ce cancer à l'autre bout de la vie, de ma vie. Comme si au fond j'avais été chargée sans le vouloir, pour que le *fatum* triomphe, de fondre nos deux sangs en un, nos deux vies en une.

Chapitre 4

Mohamad Mohty

La voie du sang

Je suis né à Beyrouth au Liban en 1971 dans une famille musulmane sunnite, très tolérante et profondément humaniste. Je n'ai souvenir ni de l'enseignement du Coran, ni d'avoir fréquenté une quelconque mosquée. Je n'ai pas pour autant rejeté la religion ni été empêché de croire en Dieu. Aujourd'hui plus encore qu'avant, avec toute la rationalité qui caractérise ma formation et mon raisonnement scientifique, je ne vis aucune contradiction entre ma croyance en la science et celle en la force divine. Mes parents, enseignants dans le secondaire, avaient pour seuls credo et foi l'éducation de leurs enfants. Il leur était donc naturel de se tourner vers les meilleurs établissements de l'époque sans aucun *a priori*. Francophiles, ils n'ont pas hésité à m'inscrire en tant que pensionnaire chez les frères maristes dès l'école primaire. Sans y être obligé, j'assistais volontiers au cours de catéchisme qui m'enchantait : on y racontait des histoires plaisantes.

Mon enfance était grande ouverte sur le monde. Ma mère appréciait beaucoup d'acheter nos habits dans les quelques rares magasins du vieux Beyrouth encore tenus par des concitoyens de confession juive, sans compter les chaussures qu'il fallait absolument commander chez le bottier arménien, seul capable d'assurer le confort des petits pieds de ses enfants. Quant à notre pédiatre attitré, c'était un chrétien maronite dont le cabinet se trouvait en plein quartier chrétien de Beyrouth-Est alors que nous habitions Beyrouth-Ouest. Mon souvenir du Dr Michel Tabet reste intact. Physiquement et intellectuellement, il correspond à l'image que l'on se fait du grand médecin du début du siècle dernier. Ayant dédié toute sa vie à ses malades, ce savant charismatique et humain était respecté et très proche de tous. Durant la guerre civile, aller le visiter s'apparentait à un exploit car il fallait montrer patte blanche en traversant les différents barrages de miliciens postés sur la ligne de démarcation séparant Beyrouth-Ouest de Beyrouth-Est. Mais pour ma mère, il n'était pas question de rater la moindre vaccination, ou de laisser passer le moindre bobo sans aller le consulter. Le Dr Tabet lui reprochait d'ailleurs régulièrement cette prise de risque injustifiée. « Madame Mohty, je peux vous recommander de nombreux confrères pédiatres compétents installés à l'ouest de la ville ! » C'était compter sans la détermination maternelle dont les talents de négociatrice lui permettaient de franchir tous les barrages et d'affronter le plus coriace des miliciens. Fasciné, je l'ai toujours observée parler, argumenter et sourire au pire des interlocuteurs avec aisance, assurance et humour. J'ai probablement hérité de ce don qu'elle avait, celui de croire en tout, même dans l'impossible.

Outre l'excellence de l'enseignement chez les frères calqué sur l'Éducation nationale française, j'ai appris auprès d'eux la rigueur et la discipline. Même si des abus sexuels ont été dénoncés récemment, à titre personnel, frère Bernardus, frère Simon, ou frère Manuel, et j'en oublie beaucoup, ne m'ont laissé que d'excellents souvenirs. Je n'étais pas un élève à problèmes. Mes parents n'ont jamais eu besoin d'assister à une réunion parents-professeurs parce que l'objectif assigné était évident et indiscutable : travailler tout le temps et être le meilleur. Dans ma famille, on ignorait volontairement l'existence de la télévision, en revanche l'appartement débordait de livres dispersés dans toutes les pièces. Très jeune, j'ai eu droit à un abonnement à *Sciences et Vie* car il fallait « être à jour sur les dernières avancées » scientifiques. La lecture, le travail, l'effort, la persévérance, la résilience et l'excellence sont les fondements de la religion qui m'a été inculquée, et je m'en suis très bien accommodé car je m'y suis plu tant on prend rapidement goût aux progrès que l'on fait. Je cherchais en permanence et spontanément à faire plus d'exercices que ceux demandés dans le cadre de tel ou tel devoir. En CM1 ou CM2 déjà – les classes de huitième et septième à mon époque –, je me disais que je prendrais ainsi un peu d'avance pour les prochains devoirs ou contrôles.

Lors de l'invasion israélienne du Liban en 1982, comme la quasi-totalité des habitants de Beyrouth-Ouest qui ont déserté la ville bombardée, nous sommes allés nous réfugier quelques mois dans un village isolé du Liban-Nord. Nous avons été hébergés dans l'école du village, les établissements scolaires étant fermés et mis à disposition comme logements pour ceux qui avaient fui la capitale à feu et à sang. Habiter une école s'est avéré une aubaine car il y avait des tableaux, de la craie, des pupitres, des livres, des crayons, des cahiers, bref tout ce qu'il faut pour poursuivre une scolarité pseudo-normale. Bien sûr, mon père a pris les choses en main et instauré un bon rythme scolaire pour ses enfants et pour quelques autres. Il en avait oublié d'inclure les récréations au programme… Lorsque j'y repense aujourd'hui, j'ai des frissons car je mesure à quel point notre éducation avait caractère d'obsession.

L'idée de prendre toujours un peu d'avance ne m'a jamais quitté. Je découvrirai plus tard quel atout majeur c'est pour combattre les cancers du sang. Certains collègues diront avec moquerie que le prétexte était bon pour échapper au sport ou au foot dans la cour de l'école avec les autres copains. C'est possible car je n'ai jamais été attiré par les activités physiques. Mais d'autres me plaisaient et je m'y consacrais. Dès mes 10 ans, je visitais déjà le monde à travers les journaux et les magazines.

J'avais en effet obtenu de l'un de mes oncles - cadre dans une maison d'édition, il avait accès gratuitement à une quantité impressionnante de titres de la presse francophone - de recevoir régulièrement des vieux numéros de presse tels que *L'Orient-le-Jour*, *Le Monde, Le Figaro*, *L'Express, Le Nouvel Observateur.* J'ai dû lire des articles de Mme Schemla sur l'invasion et sur Sharon ! - et plein d'autres encore. Même si je ne comprenais pas tout, grâce à l'aide du dictionnaire, j'avais un immense plaisir à lire les actualités sur les conflits, les discours politiques, les découvertes ou les catastrophes naturelles. Feuilleter le *Larousse* pendant de longues heures était une autre source de plaisir. J'avais commencé par l'édition de mon père de 1948 et mon bonheur a été à son comble après que l'on m'a offert l'édition toute neuve de 1982. Je me souviens aussi de l'édition 1983 du *Guinness des records* et de celle des *Découvertes*. En parallèle, je commençais à dévorer les livres de poche en tout genre, avide de lire des histoires, de découvrir des choses, d'apprendre ce qui se passe sur la planète.

Au milieu des années 1980, mes parents ont enfin pris la décision de quitter le pays pour nous protéger. C'est dans le sud de la France que l'on a atterri en raison de quelques attaches familiales. Je pourrais écrire des centaines de pages sur les ravages de la guerre civile libanaise qui a fait des milliers de morts, brisé tant de familles et détruit tout un pays qui a encore du mal à s'en remettre. Ce n'est pas l'objet de mon propos aujourd'hui, mais j'ai la certitude que vivre une enfance dans la guerre forge pour le meilleur ou le pire une personnalité, façonne un caractère et renforce, si c'est votre destin, la détermination à aller de l'avant pour un monde meilleur. Y a-t-il un lien entre la vue du sang des innocents et ma passion pour les maladies du sang ? Le raccourci est peut-être trop naïf et je ne saurais comment y répondre. Mais ai-je envie de le savoir en réalité ? À défaut de pouvoir arrêter l'effusion de sang des victimes de la guerre, quoi de plus réconfortant que de réparer le sang des malades, victimes de maladies incurables ?

Comme toutes les *mamas* libanaises de sa génération, ma mère ne pouvait envisager une filière autre que la médecine pour son fils aîné. L'année du baccalauréat, elle m'a même expliqué que c'était « obligatoire au cas où je devrais la soigner ». Avait-elle pressenti le mal qui allait la ronger ? De mon côté, j'aimais la biologie, les contacts humains, et travailler dur ne m'effrayait pas. Je l'ai donc écoutée.

Lorsque j'ai entrepris mes études de médecine, je percevais le sang comme symbole de la vie qui coule dans nos veines, source de dynamisme et de santé. Un bon sang pourpre garant de l'immunité ! Ne parle-t-on pas, à propos du fait de donner son sang, de sauver la vie de quelqu'un ? L'expression en dit long. Tout comme les multiples formules utilisées pour caractériser son impact sur nos comportements. Il me suffit d'en citer quelques-unes, depuis « avoir le sang chaud » opposé au « sang de navet », ou « mettre à feu et à sang » quand d'autres mettent en avant le « sang-froid » d'un tel ou d'une telle. Dans l'imaginaire collectif, le sang irrigue nos humeurs, nos comportements ; il peut même « ne faire qu'un seul tour » en certaines circonstances. À travers ce prisme, le sang nous fait surtout faire le tour des profils humains. Et comme le veut le dicton, « bon sang ne saurait mentir ». Le sang détermine aussi notre héritage biologique. Il est donc tout-puissant. Une petite goutte suffit pour déchiffrer notre génome entier et percer les secrets les plus intimes de notre patrimoine génétique.

Un cours me permet alors de découvrir l'existence de la cellule souche multipotente (la fameuse cellule mère) qui réside dans la moelle osseuse et donne naissance à toutes les cellules du sang. C'est par cette approche que je me suis initié à la connaissance de la moelle osseuse, cette usine en charge de la fabrication des cellules, globules rouges, globules blancs, et des plaquettes qui le créent. En troisième année de médecine, je me débrouille pour accompagner une des hématologues du CHU de Montpellier, après un cours sur les anémies, pour observer comment on réalise un myélogramme – une aspiration de quelques gouttes de moelle osseuse afin d'en étudier la composition. Je suis d'abord effrayé par la vue du trocart, cette tige cylindrique à pointe acérée que l'on enfonce dans le sternum du malade pour réaliser une ponction, mais, quelques instants plus tard, je suis émerveillé à la vue de cette goutte de moelle épaisse visqueuse rouge foncé, étalée sur des lames en verre qui vont être lues au laboratoire afin d'identifier la cellule maligne.

Le sang lui-même est formé d'un liquide riche en protéines qu'on appelle le plasma, lequel représente environ 55 % du volume ; il est également composé à 45 % d'éléments figurés dont la majorité sont les globules rouges – d'où sa couleur. Dans le corps, et tel un fleuve au parcours bien défini depuis la nuit des temps, le sang circule entre artères et veines, irrigue les organes, apporte l'oxygène aux tissus, récupère les déchets, bref, régule la vie qui coule dans nos veines.

Lorsque ma mère est tombée malade, j'ai subitement été confronté au sang altéré, au pire des cancers du sang, ce myélome multiple, à l'époque synonyme de mort. Quel choc ! Je me suis trouvé face à l'impuissance de mes maîtres pourtant si généreux, et plus encore émotionnellement, à la mienne propre. Ça tombait vraiment mal ! Un étudiant en troisième année de médecine n'est pas supposé connaître les maladies du sang. Elles ne sont enseignées que beaucoup plus tard dans le cursus médical. À l'affût, j'ai donc traqué tout ce qui concernait le sujet. Les bibliothécaires de l'unité pédagogique médicale Arnaud-de-Villeneuve à Montpellier se souviennent peut-être encore de ce jeune homme qui attendait impatiemment l'arrivée trimestrielle des disquettes résumant les articles scientifiques les plus récents. Ne fallait-il pas alerter les docteurs de ma mère de telle ou telle information nouvelle ? Je ne devais rien laisser au hasard.

Ainsi, je me suis inscrit en 1993 au Congrès médical international organisé au Corum de Montpellier, car j'avais appris qu'une session dédiée au myélome multiple allait s'y tenir. La star de la conférence n'était autre que le Pr Bob Kyle. Légende vivante de la médecine, « pape » du myélome encore aujourd'hui malgré ses 95 ans, il représentait pour moi tous les espoirs. Son nom figurait au bas de tant et tant d'articles scientifiques que j'avais lus à la bibliothèque lors de mes longs après-midi et soirées. Il fallait absolument le rencontrer, recueillir son avis sur le cas de ma mère. C'est donc naturellement que je me suis présenté à lui à la fin de la session, quand tout le monde s'attroupe autour du maître comme il est d'usage lors de ces congrès. Que n'avais-je fait ? Les grands pontes présents, choqués, se refusaient à voir un simple élève aborder le dieu du myélome. Il se trouve que Bob Kyle est un dieu humain que rien ne choque. Il s'est poliment désintéressé des autres dès l'instant où ma question a concerné une malade. Le professeur a certainement ressenti ma détresse, mais aussi ma curiosité sans limites et mon engagement. Il m'a écouté avec grande attention cet après-midi-là. Par la suite, j'ai même maintenu une correspondance avec lui mais cela n'a pas suffi pour sauver ma mère de la mort programmée. Elle avait 49 ans.

Quelques mois plus tard, une fois passé le concours d'internat, j'ai eu le sentiment, tant ma peine était profonde, d'avoir perdu la guerre. Mon sang était vidé de toute énergie. « Il te faut tourner la page », me répétait-on autour de moi. Égoïstement et même lâchement, j'ai cédé pour choisir contre toute attente la filière chirurgie. Je pensais m'accomplir dans une pratique médicale qui peut mener au succès thérapeutique en peu de temps. J'ai tenu six mois. Et puis, par un bel après-midi montpelliérain, je suis allé informer la Drass (la Direction régionale des affaires sanitaires et sociales) de mon désistement. Je voulais reprendre mon internat en hématologie. Sans avoir mauvaise presse, cette discipline attirait alors très peu les internes. La responsable ne m'a pas caché son immense surprise et m'a même gentiment proposé un délai de réflexion, à titre exceptionnel. Mais ma résolution était ferme et sereine. Je m'étais permis une pause pour mieux faire mon deuil. Mon seul regret reste celui de ces six mois où je me suis éloigné de moi-même. Désormais, mon objectif ne déviera jamais, je veux réparer le sang malade des patients. Je le reconnais : c'est une obsession.

Me voici donc jeune interne en hématologie. Dans la médecine moderne, l'hématologie est la spécialité médicale qui s'intéresse aux maladies du sang appelées aussi plus savamment hémopathies, qu'elles soient malignes ou non. Le sang est en effet le siège de cancers très variés, tant redoutés par le grand public. Qui peut prétendre ne pas avoir frissonné au brutal prononcé du mot « leucémie » ? Et quel médecin peut ne pas penser au fait qu'il faut agir vite face à un tel ennemi ? Interne, je veux déjà mener des recherches, étudier les dossiers des malades hospitalisés. Je crée une base de données et des tableaux pour analyser les cas d'une série de patients. Inconcevable de la part d'un interne à l'époque ! Mon patron trouve que je vais « très vite » et « qu'il faut attendre ». Je lui rétorque avec impertinence : « Mais pourquoi faire lentement quand on peut faire vite ? Et pourquoi faudrait-il attendre ? et attendre quoi ? » Plus tard, je dirai à un autre patron qui me conseille de dormir davantage que celui « qui rêve des étoiles ne dort pas la nuit ». Ma première malade en tant qu'étudiant avait été ma propre mère et je m'étais engagé à faire évoluer ce domaine en sa mémoire. Il fallait avancer, avancer, avancer, entraîner les autres. J'ai vite intégré le fait que l'on manquait cruellement de traitements efficaces. On administrait des chimiothérapies, sorte de kalachnikov archaïque qui tire dans tous les sens, capable de provoquer des dégâts, mais qui ne permettrait jamais de gagner la guerre.

Traiter un cancer du sang impose une forte discipline, mais surtout et toujours d'avoir une longueur d'avance sur lui. Or le monde médical, du moins celui des années 1980-1990, était plutôt conservateur et le poids de la hiérarchie très lourd. Le parcours d'un médecin qui aspirait à évoluer dans le monde hospitalo-universitaire était extrêmement codifié. Certains délais devaient être respectés « par principe », et tout le monde l'acceptait. Un collègue me disait qu'entrer dans le club « nécessite le respect de certaines règles ». Et puis, il était exceptionnel de bouger d'une ville à l'autre. Vous êtes en théorie adoubé par le CHU de celle de vos études où vous progresserez dans la hiérarchie. Si vous ne vous conformez pas à ce rite, c'est que vous n'êtes probablement pas assez bon pour que l'on vous garde dans votre maison d'origine.

À la fin de mon internat passé à la faculté de médecine et au CHU de Montpellier, le désir m'a pourtant pris d'aller voir ailleurs en dépit du fait que l'on venait de m'y proposer un poste de chef de clinique. Faire vite… La décision de partir me coûtait, car c'est là que j'ai passé mes belles années d'étudiant, et surtout, que ma mère avait été soignée. Ne devais-je pas rester fidèle à sa mémoire ?

Tout est parti d'un échange surprenant avec un directeur de recherche montpelliérain non médecin que je connaissais peu. De façon inattendue, à l'issue d'un congrès international à Stockholm en 1999, il m'a reproché violemment, méchamment même, d'avoir posé publiquement une question à un grand expert international après sa conférence. Il m'a dit « n'avoir jamais vu ou entendu parler d'un interne en médecine osant interpeller une sommité en plein congrès ». Sans trop réfléchir, je lui ai demandé comment il pouvait le savoir, lui qui n'a jamais été interne en médecine. C'était un incident mineur mais il a suffi à me faire sentir que mon espace de liberté serait relativement restreint à Montpellier, bien que j'y garde encore beaucoup d'amis. En 2010, ce même chercheur m'a félicité et présenté ses excuses après une présentation éducationnelle plénière que je venais de faire au congrès de la Société américaine d'hématologie. Par la suite, j'ai été invité à délivrer une « conférence Nobel » dans l'amphithéâtre même où j'avais posé l'insolente question. À mes yeux, un juste retour des choses.

Alors, direction Marseille où j'apprendrais que seule l'innovation thérapeutique peut sauver les malades… J'ai été recruté en tant que praticien puis maître de conférences des universités à l'institut Paoli-Calmette – centre anticancéreux qui soigne la majorité des malades atteints des cancers du sang de la région PACA. Les patients y sont nettement plus nombreux qu'à Montpellier, ce qui est d'un bénéfice majeur pour les médecins faisant face à ces maladies plutôt rares. Un peu à l'image d'un pilote qui se doit de comptabiliser de nombreuses heures de vol avant d'acquérir une solide expérience.

L'environnement médical marseillais du début des années 2000 était vibrant et dynamique. La compétition y était très rude car il y régnait une forte émulation scientifique. C'était aussi un rouleau compresseur qui pouvait broyer ceux qui n'avaient pas la résistance suffisante et le cuir assez épais. Il fallait s'investir de toutes ses forces, soigner, donner des cours aux infirmières, faire de la recherche, produire des articles scientifiques, viser chaque fois plus haut, bref ne jamais compter ses heures. Cela m'allait très bien. À Marseille toujours, on m'a encouragé à lire de façon critique les articles scientifiques, à acquérir une solide culture clinico-biologique, à aller vite, voire très vite, à développer ma créativité, à questionner et à transgresser les dogmes au bénéfice des malades. Les cancers du sang peuvent échapper facilement aux traitements conventionnels. Aucune idée n'était taboue pourvu que l'on justifie le pourquoi et le comment. Je me souviens, avant de publier mon premier article, avoir passé des heures et des heures à analyser les paramètres et les chiffres les plus détaillés concernant chaque malade, tant il m'était enseigné qu'une observation fine des données des patients est indispensable. Il s'agissait de personnaliser le traitement et tout autant d'en tirer les conclusions utiles pour d'autres. C'est le fondement même de la recherche clinique, ce qui fait qu'un protocole pourra être utile ou pas au malade qui se prête à la recherche.

J'ai 36 ans et voilà que j'ai la chance d'être recruté en tant que professeur de médecine à la faculté de Nantes. Une promotion rapide, disent certains. Même réaction lorsque je reçois plus tard la Légion d'honneur. En mai 2023, je suis élu membre de l'Académie nationale de médecine. L'existence de la méritocratie républicaine est de plus en plus souvent niée. Moi, j'y crois. Progressivement, j'ai appris à ne plus prêter attention aux médisances, même si je dois reconnaître que la majorité des collègues de ma discipline sont bienveillants. Le paysage hématologique français est un étroit microcosme où tout le monde se connaît. Il n'est d'ailleurs pas aisé pour un malade de recueillir un deuxième avis totalement indépendant car nous échangeons beaucoup entre nous. Cela, heureusement, se fait toujours dans l'intérêt du patient, et je n'ai aucun souvenir d'une concertation entre collègues qui ait pu nuire à quiconque.

J'ai donc cheminé cinq années durant à Nantes auprès de mon deuxième patron, un grand nom de l'hématologie française et spécialiste mondialement reconnu du myélome, le Pr Jean-Luc Harousseau. C'est un bâtisseur, un visionnaire qui a contribué à structurer et à développer l'hématologie en France. J'étais et je reste fasciné par ce personnage, par son intelligence et sa gentillesse. Il inspire tant de respect que, quinze ans plus tard, je ne parviens toujours pas à le tutoyer bien qu'il me l'ait demandé à plusieurs reprises. Avec lui, j'ai rêvé d'un grand institut d'hématologie dans le Grand-Ouest à l'instar des prestigieuses institutions américaines. Le rêve n'était pas si inaccessible. Nous étions très proches du but, mais la politique a ses raisons que la raison ignore. C'est en tout cas à Nantes que j'ai commencé à comprendre les difficultés de l'hôpital public, à découvrir les millefeuilles qui le gouvernent. J'ai pris conscience du poids étouffant de la bureaucratie et de la vision ou plutôt de la non-vision d'avenir qui ne s'intéresse qu'à la comptabilité, même s'il est clamé partout que le patient est au centre de tout – mais pas forcément au centre des préoccupations de tout le monde ! Progressivement, j'ai découvert que la planification, les besoins des malades cancéreux ne font pas forcément partie des priorités ou prérogatives d'un directeur d'hôpital dont la mission est avant tout de gérer un budget. Nombre de hauts administratifs sont inhibés, impuissants, à l'image d'un médecin qui se trouverait face à un malade dont il connaîtrait le diagnostic précis sans oser délivrer l'ordonnance ou administrer le traitement nécessaire. Depuis des années, on me demande d'attendre. Mais attendre quoi, quand les malades ne sont pas encore tous guéris ?

Je suis néanmoins chanceux puisque certains de mes rêves ont fini par se réaliser. En 2011, des collègues parisiens m'ont approché pour me parler d'un projet de fusion entre deux services d'hématologie à l'hôpital Saint-Antoine. Il s'agissait de créer un grand service dédié aux cancers du sang. Je n'ai pas hésité un instant à la perspective de moyens supplémentaires et d'une grande équipe. La notion de masse critique est cruciale quand on soigne des maladies rares. Et puis le Pr Harousseau allait lui-même se retrouver à Paris pour diriger la Haute Autorité de santé. Raison de plus pour m'embarquer dans l'immense et magnifique aventure. J'ai donc prévenu les autorités nantaises de mon projet de départ. Allaient-elles en prendre ombrage ? Contrairement à toute attente, le doyen de l'époque, le Pr Jean-Michel Rogez, un homme d'une humanité exceptionnelle – sans compter ses talents de chirurgien –, m'y a fortement encouragé. Il est de ceux qui pensent que « les stars doivent obligatoirement un jour ou l'autre quitter la province pour aller se produire à Paname ». Son message était clair et des plus sincères car l'homme, grand amateur de rugby, se révélait beau joueur et ne cherchait jamais à faire de la petite politique politicienne. À peine avais-je pris la tête de ce nouveau service qu'il est venu par surprise un soir me rendre visite à Saint-Antoine pour « s'assurer que j'étais installé et bien traité ». J'ai aussi été aidé par le Pr Serge Uzan dont la vision stratégique m'a marqué et qui m'a apporté un soutien et une aide remarquables. Mon aventure parisienne a donc commencé le 1er septembre 2012.

Elle a été et reste fabuleuse malgré les difficultés qui s'aggravent de jour en jour. Mais je suis résistant et j'ai foi en mes ambitions. En 2014, à 43 ans, j'ai été élu avec plus de 80 % des voix président de la Société européenne de greffe de moelle osseuse (EBMT) et suis ainsi devenu le premier Français depuis trente ans à accéder à ce poste. Quant à mon service, il inclut l'un des trois sièges en Europe de l'EBMT et héberge surtout le Registre européen des greffes de cellules souches avec plus d'un million de cas enregistrés depuis 1974. C'est ici qu'a eu lieu il y a plus de quarante ans la première autogreffe de moelle osseuse pour une leucémie aiguë. L'hématologie occupe quatre étages et demi de l'hôpital Saint-Antoine à Paris, ce service est parmi les plus grands de France et d'Europe avec 75 lits d'hospitalisation complète dont 64 dédiés aux soins intensifs, sans compter la quarantaine de lits d'hospitalisation de jour. Il réunit aujourd'hui plus de 25 médecins seniors, recrute des internes de tous les pays de l'Union européenne et, au-delà, plus de dix langues différentes y sont parfois parlées en fonction de l'origine des stagiaires, sans compter plus de 150 membres de personnel soignant, une quinzaine de secrétaires et une armée de personnel dédié à la recherche clinique. Lors du nouvel an, il me faut une demi-journée pour saluer tous les membres et leur souhaiter la bonne année.

La structuration des soins aux malades est ma priorité. D'où les différents secteurs d'hospitalisation, chacun dédié à un domaine des cancers du sang : secteur des leucémies aiguës, des allogreffes et thérapies cellulaires, des lymphomes, des autogreffes et des myélomes ; secteurs encore des hospitalisations de jour, des consultations ; enfin secteurs d'une unité de recherche clinique et d'un centre de ressources biologiques, etc. En dépit de cette compartimentalisation liée à l'hyperspécialisation qu'imposent la complexité des maladies et la sophistication des traitements, tous fonctionnent en « vases communicants », dans un même état d'esprit. Il est inconcevable de dissocier la prise en charge initiale d'un myélome, d'une leucémie, ou d'un lymphome… des étapes suivantes comme l'autogreffe, l'allogreffe, une thérapie cellulaire, l'inclusion dans un protocole de recherche clinique, des phases de rechute, ou encore le suivi régulier en hôpital de jour. L'hyper-spécialisation technique et hématologique m'a aussi poussé à investir dans la structuration de la prise en charge diététique, kinésithérapique, psychologique, ostéopathique, socio-esthétique, et même dans les activités sportives en chambres d'isolement. Des hospitalisations longues et compliquées ne peuvent se passer d'une approche holistique du malade, malgré les contraintes de l'hôpital public. Tel un orchestre, chaque professionnel et membre du service joue son instrument dans une harmonie mélodieuse, dont la finalité est d'assurer le bien-être du patient, l'allongement de sa survie et, idéalement, sa guérison. Les fausses notes existent naturellement, mais l'esprit de groupe et l'intérêt des malades nous permettent de garder le cap, et je peux désormais compter sur un service qui est une vraie machine de guerre, une équipe clinique solide ; je suis entouré de jeunes élèves qui partagent ma vision de l'« agir vite ». Quoi de plus heureux quand l'un de vos internes débutant en 2007 devient professeur en médecine en 2022 ? D'autres suivront et je ne suis pas inquiet pour l'avenir. Il est vrai qu'il faut du monde pour soigner tous ceux qui s'en remettent à nous et nous confient leur vie.

J'ai également pu constituer une équipe de recherche de laboratoire affiliée à l'Institut national de la santé et de la recherche médicale (Inserm) car notre discipline se nourrit du va-et-vient permanent entre la recherche en laboratoire et la recherche au lit du malade, d'où l'importance des recherches translationnelles et cliniques dans cette spécialité.

Je garde enfin une passion pour l'éducation et la diffusion de l'information. Ainsi, avec l'aide de quelques collègues, j'ai parié en 2018 sur l'explosion des outils digitaux et cofondé l'Académie internationale d'hématologie clinique, devenue aujourd'hui la référence et le hub international en matière d'éducation pour une hématologie sans frontières. Pour cette raison même, j'ai beaucoup voyagé et me suis investi dans différentes initiatives et divers projets éducatifs à travers le monde. J'aime assister aux congrès, rencontrer les collègues, visiter leurs hôpitaux, observer leur organisation, discuter de tel ou tel traitement, rapporter et tester de nouvelles idées, bref innover au service des malades. Ces nombreux déplacements ne m'ont jamais empêché, je crois, d'être toujours disponible pour mon équipe et pour les malades. Une infirmière se souviendra certainement être parvenue à me joindre à Hong Kong, c'était en 2013, avant même d'avoir pu contacter l'interne de garde sur place. Pour cela, il faut se donner les moyens et adopter les technologies nouvelles. Un groupe WhatsApp privé entre les membres de l'équipe médicale n'est-il pas un excellent moyen d'avoir une concertation collégiale permanente, surtout lors de situations difficiles ?

Aujourd'hui, en dépit des moqueries initiales de nombreux collègues, je suis fier de rassembler près de 17 000 *followers* sur Twitter. C'est l'hématologie sans frontières pour être informé et informer instantanément les autres de tout ce qui se passe et se dit dans le milieu. Il y a une telle accélération des progrès et des découvertes qu'il faudrait plusieurs vies pour les cerner, les comprendre, les appliquer. Si l'une de mes actions, publications, conférences, tweets, pouvait servir à un seul malade quelque part dans le monde, l'objectif serait largement atteint. Tout cela fait partie des termes de l'engagement. Pas une seule minute ne doit être perdue. La vie est si courte et l'ampleur du chantier, non mesurable.

La fabrication du sang vient donc de la moelle osseuse, cette matière d'aspect graisseux contenue à l'intérieur des os. Tout part, à l'intérieur de la moelle elle-même, d'une cellule souche appelée cellule souche hématopoïétique pluripotente ou multipotente. Pour simplifier, il s'agit de la « cellule souche mère » qui, en se divisant, donne naissance à toutes les autres cellules, lesquelles passent par des stades de maturation allant de la petite enfance jusqu'à un âge mûr ou adulte. Alors, ces cellules pourront quitter leur domicile, la moelle osseuse, pour aller circuler et assurer leurs fonctions dans le sang ou dans les ganglions lymphatiques. Quand ce n'est pas le cas, les maladies se développent.

1. Les maladies non malignes

Dans un premier groupe, on trouve celles qui sont en rapport avec les troubles de l'hémostase, ce processus naturel permettant l'arrêt du saignement en cas de blessure accidentelle, ou de chirurgie. Quand le système fonctionne mal, il entraîne les thromboses artérielles ou veineuses, un caillot de sang s'est formé dans une artère ou une veine. Et puis d'autres maladies non malignes de ce groupe sont dues à des anomalies des plaquettes.

Il existe un autre groupe de maladies du sang non cancéreuses, mais qui peuvent être tout aussi graves ou handicapantes. Les deux exemples les plus connus sont liés à des maladies génétiques des globules rouges, telles que la thalassémie ou la drépanocytose.

Les thalassémies sont des maladies héréditaires dues à une perturbation de la fabrication de l'hémoglobine, cette protéine présente dans les globules rouges qui transporte notre oxygène. L'alpha-thalassémie est plus fréquente chez les personnes d'origine africaine, afro-américaine, méditerranéenne, du Sud-Est asiatique. La bêta-thalassémie se retrouve parmi les populations d'origine méditerranéenne, indienne, moyen-orientale et de l'Asie du Sud-Est.

Et puis, il y a la drépanocytose. Elle affecte l'hémoglobine. Cette maladie héréditaire se répand très largement, notamment en Île-de-France et dans les grandes métropoles régionales, principalement au sein des populations issues des communautés africaine ou antillaise. Elle se manifeste par une anémie, des crises douloureuses et un risque d'infections bactériennes sévères.

Au-delà des aspects médicaux, la drépanocytose pose des questions sociétales assez complexes. Nous sommes loin en France, comme c'est le cas dans certaines sociétés africaines, d'une approche de la maladie liée à l'agression d'une sorcière, à un mal envoyé par des ancêtres maléfiques ou par un génie de la brousse. Notre perception du destin n'est pas la même que celle des mondes africains. Néanmoins, la problématique culturelle ne doit pas être occultée au regard de l'accélération des mouvements migratoires de l'Afrique vers l'Europe et, parallèlement, du repli communautaire que l'on observe dans certains quartiers.

La question de la prise en charge médicale de cette maladie chronique et de son optimisation sur la durée se pose de manière aiguë. En effet, les maladies héréditaires du globule rouge sont chez de nombreux malades une bonne indication pour une allogreffe de moelle osseuse. Mais elles sont aussi le modèle par excellence pour la thérapie génique où l'on cherche à réparer le gène malade pour permettre à nouveau un fonctionnement normal des globules rouges. Le coût de ces thérapies géniques, certes révolutionnaires, est exorbitant (plusieurs millions d'euros pour un seul malade parfois). Difficile de ne pas réfléchir à ce qu'il représente et va représenter pour la collectivité nationale. Il pourrait devenir un enjeu majeur dans le contexte économique difficile que l'on connaît.

2. Les maladies malignes

L'autre grand groupe de maladies du sang est constitué par les maladies malignes, donc les cancers du sang. Ces cancers touchent dans leur globalité un peu moins de 25 000 personnes par an en France, que le processus de cancérisation se produise à un stade de maturation précoce, intermédiaire ou avancé. Le plus souvent, à l'exception de quelques cas rares, on n'en connaît pas l'origine, les causes ou les facteurs de risque. Il s'agit de phénomènes soudains et imprévisibles que j'attribue personnellement, en général, à « la faute à pas de chance ». C'est très frustrant pour les malades et leurs proches, mais il est difficile de faire autrement.

Quand il s'agit d'un phénomène de multiplication maligne brutale à un stade très précoce, on parle de leucémie aiguë. Si le phénomène est plus tardif et plus lent dans son évolution, on parle plutôt de leucémie chronique. En fonction de l'identité et des caractéristiques de la cellule en cause, on peut avancer le terme « maladie lymphoïde » ou « maladie myéloïde ». Lorsque ce processus cancéreux touche les lymphocytes – qui sont les soldats de l'immunité, lesquels siègent d'ordinaire dans leurs casernes que sont les ganglions lymphatiques –, on parle de lymphome ou cancer des ganglions. Lorsque le processus cancéreux touche un type particulier de lymphocytes très matures que sont les plasmocytes, on parle de myélome multiple.

À l'état normal, les plasmocytes représentent une infime quantité de cellules chargées de la sécrétion des anticorps. Elles peuvent être comparées à l'armée de l'air du système immunitaire puisqu'elles sont capables de larguer à distance leurs munitions (les anticorps) pour attaquer l'ennemi et défendre le corps. Dans le cadre d'un myélome multiple, un certain nombre de ces cellules plasmocytaires, voire une seule, dégénère et sécrète des anticorps ou immunoglobulines anormaux de manière totalement anarchique. Cela se traduit par ce que l'on appelle « pic monoclonal », qui représente l'accumulation de ces anticorps anormaux. Cela ressemble à un véritable pic sur l'examen du sang, appelé électrophorèse.

Imaginez donc un avion de chasse qui commence à larguer ses bombes un peu partout, sans discrimination. Dans le cas qui nous occupe, le processus est le même : la cellule pète un câble et devient incontrôlable. On devine aisément les dégâts que cela peut engendrer. Ce phénomène ayant lieu à l'intérieur des os, ces plasmocytes malins, très doués, sont capables de ronger l'os à l'image d'un gruyère, d'où les fractures spontanées et les tassements vertébraux dont souffrent les malades, parfois atrocement malgré les traitements antalgiques. En parallèle, les plasmocytes malins empêchent les autres cellules de la moelle osseuse de fonctionner normalement, à l'image d'un élève turbulent qui perturbe le fonctionnement d'une classe d'école. Ces anticorps malins sécrétés en excès peuvent aussi aller s'accumuler dans le rein, filtre supposé nettoyer le sang des déchets circulants. Ils risquent ainsi de boucher le filtre rénal et de provoquer des lésions, voire une insuffisance rénale qui peut nécessiter une dialyse.

Un autre point majeur est la baisse des défenses immunitaires, dans la mesure où les ressources du corps sont mobilisées inefficacement par cette sécrétion anarchique d'anticorps anormaux au détriment des anticorps efficaces et utiles. L'élève turbulent de la classe finit par entraîner tous les autres et la pagaille s'installe. Les malades atteints de myélome sont extrêmement vulnérables aux infections, d'où le grand drame qui s'est déroulé pendant la pandémie de Covid-19 et le prix terrible qu'ils ont payé sans que l'on en parle spécifiquement car le myélome reste une maladie peu fréquente par rapport à d'autres cancers : 5 500 cas par an en France, comparés à plus de 50 000 cancers du sein ou du poumon.

Chapitre 5

Élisabeth Schemla

Le calme et la colère

Quelque part au creux des reins, on sait. Le corps, le plus honnête des interlocuteurs, parle sans triche, il dit toujours ce qu'il a à dire. Encore faut-il accepter de l'écouter. Quelque chose s'est déréglé dans cette extraordinaire mécanique pourtant vaillante jusqu'ici. Pressentiment, instinct, élan, urgence, imminence d'un danger : chacun de ces mots convient, sans cerner tout à fait la nécessité qui s'est saisie de moi. Je devais absolument aller chez le notaire ! Nous étions quinze jours seulement avant d'apprendre que j'ai ce cancer.

Tout à coup, comme surgie de nulle part, irrépressible, l'obsession : j'ai tout bousculé, j'ai insisté, j'ai invoqué l'âge, l'avantage fiscal, tous les arguments que j'avais sous la main, il fallait absolument que Léa et moi nous nous pacsions et que je fasse un testament « pour que tout soit en ordre ». La vérité est que, soudain, je voulais absolument la mettre à l'abri, et notre Yaël, sa fille, et les cinq petits-enfants, Taos, Gabriel, Rafael, Joel et Jai, cette famille ardente, fofolle, si précieuse, bâtie durant cinquante ans. Protéger Nicole aussi, trente ans d'un autre chemin. Je suis sortie de ce rendez-vous notarial apaisée.

Même si régler sa succession c'est bien regarder l'éventualité de sa mort en face, cela n'explique en rien la façon dont j'ai réagi quand le médecin a confirmé le diagnostic. J'ai donné toutes les apparences du calme. Et j'étais en effet calme. Pas de révolte, « pourquoi ça ? », « pourquoi à moi ? », « quelle injustice ! ». En partie parce que je pouvais enfin comprendre la nature de mes effroyables douleurs. Mais il s'agissait de bien autre chose. Chaque être est « la figure historique de sa propre existence[1] ». J'ai toujours aimé scénariser, mettre en scène les événements de ma vie, parfois singulière, ce que certains trouvent insupportable, d'autres séduisant, et qui est certainement le résidu de l'enfance tourmentée, jalouse et coupable, où, à partir de rien – un circuit à vélo dans le jardin, les gants de cuir de mon père enfilés pour un match virtuel de boxe, une chemise de nuit à frous-frous –, je me voyais championne de tout, attirant les feux de la rampe.

Le 29 novembre 2017, l'événement qui me tombe dessus, considérable, va offrir toutes les opportunités à l'artiste de monter sa dernière pièce. C'est pour ça, je crois, que dès le début, je n'ai jamais parlé de « combat contre la maladie », jamais pro-

1. Citation issue de *Cendrillon* d'Éric Reinhardt.

noncé un « je vais me battre » – cette notion si banale de guerre contre la maladie me paraît fausse, quelle que soit l'importance du mental pour l'aborder –, mais ai toujours dit : « Cette épreuve, je la traverse. » Traverser : aller d'un bord à l'autre. Empruntant le cancer, j'irai d'un bord à l'autre, de la vie à la mort, probablement pas en filant droit, plutôt en tirant des bords. Il n'y a là aucun courage. Le courage, c'est choisir : s'aplatir ou se dresser. Ici, il faut faire avec, ce qui ne demande rien de plus qu'être soi-même. Ainsi, en sortant de l'hôpital Foch à Suresnes en fin de matinée, je n'avais pas peur. Un flash très conscient que tout était désormais changé, oui, bien sûr, sans mesurer d'ailleurs l'étendue de l'adaptation qui allait s'imposer. Mais la peur, non.

Voilà dans quel état d'esprit j'ai annoncé dans les minutes qui ont suivi la nouvelle à mes proches, déjà très ébranlés par mes douleurs et mes cris incontrôlables. Silence saturé de Nicole, intense regard asphyxié de Léa, et depuis l'Inde où elle vit un « oh ma Lilou… » étranglé de Yaël. Le moment, terrible, comme suspendu, est un révélateur. Les compagnons et compagnes, les enfants comprennent d'emblée qu'ils changent désormais d'univers sans l'avoir réclamé, sans y avoir jamais aspiré, que votre maladie fait bifurquer leur propre destin. Un vertigineux basculement, aucun proche ne sait comment il va réagir. Nous en avons tous eu des exemples sous les yeux : il y a ceux qui s'effondrent parce que le malheur leur est trop lourd à supporter, ceux qui vont se découvrir une forme inattendue d'indifférence, ceux qui bientôt tourneront carrément les talons, ceux qui s'apprêtent à faire leur devoir au risque d'une plus ou moins sourde hostilité, et ceux qui répondent « présents ». Mes intimes sont de cette dernière espèce. Je n'avais pas de doute là-dessus, c'est mieux de le vérifier.

Et puis… Quelqu'un d'autre doit aussi savoir, quelqu'un que dans la seconde, sans plus de réflexion, je juge responsable de ce qui m'arrive. Ce mercredi 29 novembre 2017, à 19 h 40, j'envoie un mail : « J'apprends aujourd'hui que j'ai un cancer. Je ne peux m'empêcher d'avoir une pensée vers toi qui n'y es pas pour tout mais pas non plus pour rien. » C'est gentiment tourné, mais connaissant l'oiseau, il a de quoi se sentir à la réception honteux et coupable. Exactement mon but. J'en ai trop bavé.

C'était au printemps de l'année dernière, le mardi 24 mai 2016, en début d'après-midi, j'étais devant la mer, ces mots m'ont cueillie à Trouville : « Je ne sais pas comment te le dire […] mais j'ai rencontré quelqu'un. » Le couperet tombe après des années d'un bel et profond amour, de ceux qui vous saisissent assez tard pour les croire à l'abri des érosions. Faisons court. Vous avez déjà vu ces barres de HLM dynamitées en direct, l'effondrement au ralenti mais radical des murs, le sinistre enchevêtrement du béton et des armatures tordues qui tenaient le tout et tendent maintenant leurs moignons, comme un cri de métal perçant et inutile, la robustesse évanouie d'un squelette pulvérisé, et, pendus à la patère du grand débarras des vestiges de vies, lambeaux de papier peint, baignoire en équilibre, casserole au manche cassé, voilée par une poussière qui tient du plâtre et de la cendre. Ce HLM, c'est moi.

Vous aurez du mal à le croire. L'annonce même du cancer inguérissable, les souffrances physiques, tout ce que je viens d'évoquer, c'est de la roupie de sansonnet à côté de la fureur qui me saisit. Une fureur au long cours, les serpents qui sifflent et sifflent, ce venin qui m'empoisonne depuis un an et demi, qui a eu raison de moi, je le recrache désormais, trop tard, en giclées d'imprécations. Je suis fureur. Je le hurle, dans mon lit, partout où je réussis à me traîner dans l'appartement, je déverse sur les autres la poix de mes paroles brûlantes, le pont-levis est relevé pour mener une guerre vaine à l'impie… qui doit dormir tranquille malgré tout dans son antre, camp retranché de sa conscience. Une fin d'après-midi, le cerveau en feu, je me redresse soudain sur mes oreillers, je pousse un hurlement qui a dû s'entendre jusqu'à la place des Vosges, ma voisine magnifique. J'envoie balader quiconque tente de me calmer, de me raisonner, m'encourage à me consacrer à l'essentiel, ma survie. « Tu dois concentrer toute ton énergie pour la suite. » Causez toujours. Ils n'y comprennent rien ! Ce qui me sauve au contraire, c'est ma colère capitale.

Fais du yoga, supprime la viande, ça entoxine, plus de café, mauvais pour ton système nerveux, seulement de la nourriture préparée à l'instant, jette les restes, traque les bactéries, sans oublier le jus de betterave, parce que carotte ou betterave et autres boissons, voyez-vous, on s'y met presque tous, moi, c'est betterave, un peu aloe vera, pouah, que j'abandonne rapidement, bio évidemment – comment peut-on imaginer qu'un jour la betterave sucrière occuperait la case espoir dans une vie ? Bref, j'obtempère. Ces gestes, cette discipline, cette « hygiène de vie », je suis convaincue qu'ils m'aident à résister. Au mal lui-même, et aux chimios qui sont un moindre mal. Mais ma colère… Je suis la seule à le savoir : plus sûrement encore que tout ce que j'ingurgite, son incandescence me met à l'abri. Prenons les mots tendance : j'ai subi un « trauma », ou traumatisme, et je n'ai pas su entrer dans la « résilience ». Disons-le autrement : j'ai pris un dramatique coup de massue sur la tête et je ne m'en suis pas remise. Je suis restée dans les décombres où le myélome m'a ramassée. De ce jour de novembre, la colère est mon arme et mon bouclier.

J'ai entendu le silence du Pr Mohty quand je l'ai rencontré pour la première fois et ai évoqué cette séparation comme l'une des causes possibles, voire certaines de la maladie. Le silence de qui n'y croit pas, ou plutôt doit penser que le sujet est ailleurs, que cela ne change rien à l'enjeu vital qui nous occupe. Et moi, je dis : la leucémie de mon frère, le désordre génétique en héritage, oui, bien sûr. Mais qu'on ne me raconte pas de balivernes. L'explication ne réside ni dans la nécessité, ni dans le hasard. La faute à l'implacable mécanisme d'une rupture à tous les sens du terme. Le chagrin, les larmes, les humiliations, l'amour trompeur, flétri. Un trait d'union qui disparaît, la séparation entre soi *et* même. Ce pourrait être la mort de son enfant – le scandale total, le chômage et plus d'emploi possible encore dans la force de l'âge qui détruit le sentiment d'une utilité sociale et fait perdre la face devant sa famille et la terre entière, la mort qui défait les inséparables d'un si vieux couple, la perte de Poupsi, le chat, ou du chien, Bambino, aimés tout simplement, l'angoisse des fins de mois jamais atteintes sans crédit, au remboursement sans fin… Avez-vous remarqué ? Quand on vous annonce que quelqu'un a un cancer, si vous posez la question : « Y a-t-il eu un drame difficile à surmonter plus ou moins récemment ? », la réponse est souvent : « Oui, tiens, c'est vrai… » La science a ses limites, la croyance aussi. Les adorateurs de l'une comme de l'autre se trompent. Ni cartésianisme ni mystère. Simplement la vie. Le corps, vous savez, cet animal qui à lui seul produit précisément le cartésianisme, le mystère et tout le reste. Je connais mon corps, je le sens, je l'écoute. Sans doute tous les ingrédients naturels étaient-ils réunis pour faire de moi une proie et m'abattre. Encore fallait-il, comme je le crois alors, un cœur séduit ailleurs pour y parvenir.

Chapitre 6

Mohamad Mohty
Le traitement pour Mme Schemla, un défi

« Nous sommes là afin de trouver des solutions pour ceux qui n'en ont plus », tel est mon slogan favori et celui que je répète à l'infini à tous mes collègues. Cet engagement, je l'ai demandé aux médecins qui ont soigné ma mère même s'il était prématuré car l'hématologie manquait cruellement de traitements curatifs et s'appuyait surtout sur des chimiothérapies conventionnelles dont on connaît les limites.

Dans le cas de Mme Schemla, avant de la rencontrer, le défi semble d'autant plus complexe que j'ai reçu un message doublé d'un appel téléphonique de notre président de la commission médicale d'établissement (CME) pour me parler de cette femme, cousine de l'un de ses très proches amis, lui-même professeur en médecine. Bien sûr, tous les patients de France, quels qu'ils soient, ont accès à des traitements et des soins de très grande qualité. Cependant, les médecins sont toujours un peu soucieux quand les malades sont entourés…

de beaucoup de médecins dans leur famille. Ce n'est pas très rationnel mais j'éprouve sans doute et inconsciemment le sentiment d'une responsabilité accrue, l'impression d'être sous surveillance, bien sûr involontaire. Dans l'obligation, en fait, de devoir rendre des comptes... Dans notre milieu, nous constatons que les complications et effets indésirables les plus inattendus touchent souvent, comme par hasard, les membres du corps médical et leurs proches. Cependant, face à cette patiente, mon appréhension se dissipe vite. J'entends encore son discret silence à l'évocation de son cousin professeur. Manifestement, elle n'a pas l'intention d'en faire un argument.

Le choix du traitement idéal ou optimal n'est pas une équation simple à résoudre. Le malade sous-estime souvent le poids des doutes qui envahissent le médecin en dépit de sa compétence ou de sa réputation. Il m'est très difficile d'expliquer à Mme Schemla cette part d'incertitude sans générer en elle une angoisse supplémentaire. Je le sais d'avance. Le langage médical si sophistiqué, si technique demande à être modulé ne serait-ce que pour en amoindrir l'impact. De plus en plus souvent, je constate que les malades sont seuls.

D'un côté, nous disposons d'une médecine toujours plus technique, de protocoles standardisés et bien établis sur la base d'études à grande échelle. De l'autre, il faut admettre que chaque malade est unique et que sa réponse et sa tolérance au traitement peuvent être imprévisibles. Pour illustrer mon propos, de façon très décalée, je vous invite à imaginer ce que suscite en vous l'énoncé d'un plat inscrit sur la carte d'un grand restaurant et dont l'appellation vous fait saliver. Vous le dégustez et puis, patatras... vous ne le digérerez pas. Faut-il mettre en cause le cuisinier ? Certainement pas...

Quasiment tous les ans, autour du mois d'octobre, à Paris, je coanime et participe à la Journée de l'association des patients atteints de myélome. Il en est de même chaque mois de janvier à Marseille où se déroule celle des patients greffés. L'occasion m'est donnée, chaque fois, de mesurer la dichotomie néfaste qui se crée entre le discours médical et le vécu et le questionnement des malades. On l'explique souvent par le manque de temps. Les traitements sont, il est vrai, chaque jour plus complexes. Comment alors concilier le devoir d'information exhaustive et intelligible que l'on doit à chacun et la pression subie au quotidien quand l'hôpital vous inonde de tableaux Excel et vous demande de faire du chiffre ? Certains collègues finissent par afficher un nombre exorbitant de consultations par semaine. Je ne leur jette pas la pierre car ils ne font que chercher à s'adapter aux exigences de ceux qui nous gouvernent. Personnellement, je suis incapable d'enchaîner consultation sur consultation toutes les dix à quinze minutes. J'ai besoin d'écouter, d'observer, de demander à mes patients des nouvelles de leur famille, de parler d'autre chose que de leur maladie ou de leur traitement. Je leur répète délibérément les mêmes explications, et j'use de métaphores très basiques parce que l'expérience montre que beaucoup ont du mal à assimiler la masse d'informations que je leur délivre. Même si cela surcharge ma secrétaire, je le reconnais, je prépare ma consultation au moins un ou deux jours à l'avance pour ne pas avoir à me retourner vers l'écran de l'ordinateur en leur présence. Les outils informatiques nous détournent de plus en plus des malades. Rien n'est pire que de ne pas regarder son patient droit dans les yeux.

Il devient urgent de repenser le fardeau des traitements que nous infligeons, tout comme de réduire les énormes exigences d'un système administratif non coordonné. Certains malades sont épuisés par la masse des démarches parfois kafkaïennes à effectuer auprès d'une multitude d'organismes déconnectés les uns des autres. Les acronymes les plus impensables sont rois dans ce labyrinthe qui ne tient nullement compte des niveaux de connaissance technique, de dextérité manuelle, de compétences pratiques, d'environnement social, de capacités cognitives, ou de défis sensoriels ou physiques de tel ou tel patient. Et quand vous ajoutez à tout cela les souffrances infligées par la maladie, je suis persuadé que tous sont de vrais héros. Établir une échelle des priorités du point de vue du patient est actuellement le maillon manquant dans nos hôpitaux. « Peut-il vraiment faire ce que je lui demande ? » est la question clé que je me pose en permanence. Tous les membres de mon équipe m'ont souvent entendu répéter que « nous ne sommes pas là pour façonner les malades à notre goût mais bien pour nous ajuster à leurs besoins ».

Et précisément, Mme Schemla est en grande souffrance. La morphine, avec tous les effets secondaires qu'elle peut générer, s'impose. Elle en est d'accord. On est loin ici de cette drogue fléau des temps modernes qui fait planer les toxicomanes. Je lui explique aussi que nous avons besoin d'un bilan complet qui va comporter de l'imagerie, de nombreuses prises de sang, d'urine, mais également une ponction de moelle osseuse pour en extraire quelques gouttes. Ce myélogramme, c'est ainsi que l'on nomme cette ponction, est banal pour un hématologue mais agressif pour le malade. Je ne peux oublier cette impression ressentie que l'on vous aspire l'âme et je compatis avec la réticence de certains patients même si, de nos jours, les progrès en matière d'anesthésie ont beaucoup amélioré cet acte.

Cela dit, quand on fait de l'hématologie nous n'avons pas le choix. Il faut bien aller explorer cette fameuse usine où siègent les plasmocytes malins à l'origine du cancer. L'analyse de ceux de ma patiente va me permettre d'établir leur identité précise et de vérifier l'expression de certains marqueurs qui peuvent faire basculer la gravité de l'atteinte d'un risque « standard » jusqu'à un « très haut risque ». Dans son malheur, une bonne nouvelle arrivera en un premier temps pour Mme Schemla : le risque se révélera « standard ». Ce type d'analyse cytogénétique ou moléculaire est devenu indispensable pour peaufiner la prise en charge des cancers du sang. Il est très ciblé et n'a rien à voir avec le risque « génétique » ou « héréditaire » comme pourrait le suggérer le terme. Ici, on cherche à déterminer l'identité précise de la cellule cancéreuse qui correspond à la présence ou non de certains gènes et même à des mutations ou perturbations de leur fonctionnement. À l'état normal, les gènes et protéines ont plusieurs fonctions bien précises dans la cellule. En cas de cancérisation, ils conféreront à la cellule maligne des pouvoirs qui la rendent des plus « méchantes » et nocives pour l'organisme. Je vous laisse imaginer les dégâts que provoquerait un tireur fou qui enverrait en tous sens des balles sur tout ce qui passe. Eh bien, c'est ainsi qu'agissent les cellules cancéreuses lorsqu'elles détournent le bon fonctionnement de l'organisme à leur avantage en paralysant les autres cellules.

Les résultats de ma malade ne sont pas encore en ma possession lors de notre premier entretien. La possibilité de lui proposer un traitement « intensif » m'effleure donc l'esprit. À 70 ans, elle peut être considérée comme « âgée » pour subir une autogreffe mais elle n'a pas d'antécédents significatifs et bénéficie d'un mode de vie sain. Cependant, face à sa douleur intenable, il ne me paraît pas opportun d'évoquer cette « bombe atomique » qu'est l'autogreffe. Je passe tranquillement en revue avec elle différentes options de traitement, lui dis que nous n'allons pas décider tout de suite, plutôt observer l'évolution de la situation, surtout après la prise en charge de ses douleurs.

Mais la morphine ne produit pas chez elle les effets attendus. Ce sera un vrai calvaire avec tous les effets secondaires connus, sans compter une perte de poids colossale. Et il faudra deux interventions chirurgicales de cimentoplastie pour fixer les premières vertèbres tassées. Mon pressentiment qu'elle ne fera rien comme tout le monde s'avère hélas.

Une fois muni de toutes les informations nécessaires la concernant, je présente le dossier pour en discuter en réunion de concertation pluridisciplinaire (RCP). En France, depuis le lancement du premier « Plan cancer » au milieu des années 2000, il est devenu obligatoire de débattre du cas d'un malade ayant un cancer. C'est une avancée majeure pour protéger et mieux soigner les patients, car les RCP réunissent différents médecins cliniciens connaisseurs du cancer en question, mais aussi les autres spécialistes indispensables pour optimiser la prise en charge que sont les radiologues, anatomopathologistes, biologistes, etc. J'ai toujours apprécié les discussions en RCP parce que cette réflexion collégiale est très formatrice pour les plus jeunes et enrichit considérablement la pratique quotidienne.

Je répète souvent à mon équipe que « plusieurs cerveaux ensemble s'en sortent mieux qu'un seul cerveau isolé ! », même si ces réunions sont parfois chronophages au regard du nombre croissant de cas à discuter, sans compter la pénurie alarmante de certains spécialistes qui fuient l'hôpital public. La discussion en RCP demeure néanmoins pour certaines situations un exercice difficile car, en dehors d'un ou deux médecins (notamment au moment du diagnostic), les autres participants n'ont jamais rencontré les patients. Inutile d'insister sur le fossé qui peut exister entre la théorie et la pratique. Un traitement « idéal » discuté en RCP peut être inadapté pour un malade donné. On connaît le serment d'Hippocrate, moins sa percutante sentence : « La vie est courte, l'art est long, l'occasion, fugitive, l'expérience, trompeuse, le jugement, difficile. »

La greffe étant écartée, il me faut trouver la meilleure combinaison chimio en ambulatoire, c'est-à-dire à domicile. Car ma patiente n'est pas du tout prête à renoncer à ses multiples occupations et projets. Et elle me le dit ! Je lui propose donc d'entamer une médication classique tout oral incluant de la cortisone à forte dose. Elle commence à recevoir sous forme de comprimés du lenalidomide associé à de la dexaméthasone. C'est un traitement de référence dont je dispose en cette fin d'année 2017. Signe de l'apport incroyable de la science, il ne l'est plus aujourd'hui en 2023…

Après trois cycles complets, et contrairement à toute attente, le myélome supposé être de « risque standard » continue de progresser de manière alarmante. Le pic monoclonal augmente et les douleurs osseuses reprennent, sans compter la mauvaise tolérance à la cortisone. Décidément, pas de chance ! Une telle progression est observée dans à peine 2 % des cas de l'étude *princeps* qui a permis la validation de ce traitement, et voilà que cela tombe sur Mme Schemla. Elle a clairement choisi de faire partie, partout, toujours, de la minorité d'opposition. D'ailleurs, pendant que son myélome progressait, avant qu'elle ne vienne à ma consultation, elle animait activement le groupe d'opposition au conseil municipal de Trouville...

« Nous allons essayer autre chose qui devrait marcher... » À ce stade, et après une nouvelle RCP, je modifie et remplace ce traitement par une autre combinaison, elle aussi très classique : du bortezomib, du cyclophosphamide et de la dexaméthasone. Mais deux cycles permettent tout au plus un petit ralentissement de la progression de la maladie.

Vient le jour où ma patiente est de nouveau face à moi, dans mon bureau, quatre mois après notre première rencontre. Pas facile, ce que j'ai à lui dire... « Voilà... Malheureusement et contre toute attente, les deux traitements que nous avons essayés ensemble ne donnent pas de bons résultats. Ils ne parviennent pas à maîtriser votre cancer. Quand il y a ainsi deux ou trois échecs successifs, quand on a épuisé deux cartouches majeures, on parle de maladie chimio-réfractaire… » Bien sûr, elle comprend ce que cela signifie. Un grand choc qui l'a marquée à jamais, à mon avis.

Mais les malades ne viennent pas me voir pour que je leur explique que la situation est difficile ou que leur pronostic vital est mauvais à court terme. La famille ou les proches peuvent être dans le déni. Jamais le patient. Il suffit d'apprendre à écouter son silence ou d'observer son regard. Je suis convaincu que c'est un phénomène universel qui transcende les langues, les cultures, les religions, les âges. Moi, je me dois de lui donner de l'espoir, lui proposer des solutions. L'évocation de l'une d'elles, même avec une probabilité infime de réussite, est beaucoup plus importante que le résultat lui-même. Déclarer qu'il « n'y a plus rien à faire » ne fait pas partie de mes convictions, ni de mon vocabulaire. Une fois, une seule lors de mes années marseillaises, un de mes patients de 57 ans atteint d'une leucémie aiguë très grave a refusé tout traitement. Pendant plus de deux heures, il m'a expliqué avoir fait le tour du monde plusieurs fois, avoir amassé beaucoup de richesses. Il avait, disait-il, goûté et abusé de tous les plaisirs et il était sans famille proche. Le psychiatre à qui j'ai demandé son avis m'a confirmé la lucidité qui caractérisait cet homme qui avait choisi de partir doucement et sereinement en quelques semaines, aidé de simples soins de support et palliatifs.

« Alors qu'est-ce qu'on fait, docteur ? » me lance Mme Schemla. Elle a sûrement beaucoup vu, beaucoup vécu, beaucoup profité, elle aussi. Mais elle attend, elle, et fermement, une solution, et espère bien sûr que je lui en propose une. De préférence, efficace cette fois-ci.

L'usine qu'est la moelle osseuse est en panne car infiltrée par les cellules malignes de la leucémie aiguë ou du myélome (pour ne citer que ces deux exemples). Réparons donc le moteur ou remplaçons-le par un moteur neuf.

Quelle époque héroïque celle qui, depuis un demi-siècle et grâce à des développements majeurs, a progressivement permis à un très grand nombre d'accéder à la greffe – que ce soit sous sa forme autologue, l'*autogreffe*, ou sa forme allogénique, l'*allogreffe*. On en est même venu à faire des greffes, sans succès hélas, dans le cas de cancers solides comme ceux du sein, de l'ovaire, ou du mélanome. Depuis, nous sommes entrés dans l'ère de la thérapie cellulaire, celle où l'on manipule les cellules immunitaires du malade pour lui permettre de combattre son propre cancer.

1. L'autogreffe

Dans le cadre de cette méthode, on récupère les cellules souches de la moelle osseuse du malade en cours de traitement – les fameuses cellules mères. Le plus fréquemment, elles sont aussitôt congelées.

Le patient subit ensuite une chimiothérapie très intensive qui élimine sa moelle osseuse et ce qu'elle contient de cellules malignes. Une sorte de bombe atomique qui rase tout.

C'est à ce moment précis que nous réinjectons les cellules du malade, récoltées auparavant pour permettre une récupération, un nouveau départ, en espérant que la bombe atomique lancée en amont aura bien éradiqué les cellules malignes. Le concept est séduisant et reste très utilisé pour une maladie comme le myélome multiple dans des centaines de centres à travers la planète. Cette procédure thérapeutique est bien standardisée et plutôt « bon marché » par rapport à des médicaments innovants, souvent trop chers et inaccessibles dans les pays à faible revenu ou sans couverture ou assurance sociale collective.

Néanmoins, la grande fréquence et la facilité pour les centres spécialisés dans cette pratique ne doivent pas occulter le fait que l'épreuve est lourdement éprouvante. L'intensité de la chimiothérapie administrée provoque une aplasie profonde, à l'image d'un feu violent qui brûle tout sur son passage. Les patients peuvent développer des infections sérieuses, nécessiter des transfusions multiples, et subissent presque tout le temps les effets secondaires de la chimiothérapie ravageuse : diarrhée intense, inflammation très douloureuse de la bouche, appelée « mucite ». Les visites de la famille et des proches sont certes autorisées dans des conditions de « propreté » stricte, mais elles se déroulent dans un contexte difficile, les malades se trouvant parfois incapables de parler à cause de saignements liés à l'abrasion de la muqueuse buccale. Parfois, ils sont aussi profondément endormis sous l'effet de la morphine – arme indispensable pour calmer les douleurs. La sortie d'hospitalisation a lieu après deux ou trois semaines mais la récupération peut prendre plusieurs semaines, voire plusieurs mois. Aucun malade n'est venu me redemander une autogreffe en cas de rechute.

2. L'allogreffe

Ce traitement est majoritairement utilisé pour soigner les leucémies aiguës. En un premier temps, il s'agit d'identifier un donneur compatible – tout en sachant que les règles de compatibilité n'ont cessé d'évoluer au cours des trente dernières années. On peut l'identifier au sein de la fratrie, dans les registres de donneurs volontaires, dans les banques de sang de cordon placentaire (c'est le cordon ombilical qui relie la maman à son bébé), qui contient en fait des cellules souches capables de régénérer une moelle osseuse fonctionnelle, ou encore, plus récemment, on l'a repérée chez les parents ou les enfants biologiques.

Une fois le donneur identifié, le malade reçoit une chimiothérapie plus ou moins lourde avec ou sans radiothérapie. Ce traitement de préparation ou « conditionnement » a pour objectif de détruire complètement la moelle osseuse du malade, un peu à l'instar d'un chirurgien qui enlève un organe pour le remplacer par un autre. Sauf que la moelle osseuse est un organe liquide que l'on ne peut pas simplement aspirer. Il faut donc le brûler par chimiothérapie ou radiothérapie, lesquels peuvent jouer leur rôle de « désherbant » puissant.

En parallèle, la moelle osseuse saine du donneur est collectée, « fraîche », sous anesthésie générale ou *via* le sang par une procédure appelée « cytaphérèse ». Les cellules souches (toujours ces fameuses cellules mères) ainsi collectées sont injectées par simple perfusion, ce qui surprend souvent les patients, persuadés d'emblée de devoir subir une intervention chirurgicale d'envergure. Le génie de ces cellules souches est lié au fait qu'elles sont capables de trouver le bon chemin pour aller se nicher dans l'os afin de reconstituer la moelle osseuse. Un peu comme des graines de pelouse que l'on a semées, qui prennent racine et repoussent peu après... parfois de manière imparfaite. Même phénomène avec l'allogreffe, d'où la survenue de complications chez certains malades, qui font de ce traitement l'un des plus redoutés dans le monde médical.

Il peut en effet arriver que la « chimère » supposée guérir retrouve sa nature originelle de monstre qui crache des flammes. Mais pourquoi parler de chimère ? Parce que dans le cas d'une allogreffe, le malade devient une « chimère », et c'est troublant ! Cohabitent alors des cellules de la moelle osseuse provenant de quelqu'un d'autre dans le corps même du malade. Ce mythe de la chimère est devenu réalité grâce aux progrès de la médecine moderne. Cela a valu le prix Nobel de médecine en 1990 au Pr Don Thomas pour ses travaux, et surtout son entêtement à développer et à réussir l'allogreffe de moelle osseuse afin de guérir des malades atteints de leucémie aiguë.

Quand la chimère crache des flammes, c'est que le greffon réagit contre l'hôte ou GVHD (de son acronyme anglais – Graft-versus-Host Disease). Dans une GVHD, les cellules immunitaires nouvellement greffées du donneur se réveillent violemment après avoir reconnu les tissus du malade hôte comme un corps étranger. Elles veulent donc les éliminer. Lors d'une greffe de cœur, le processus de rejet est relativement simple : les cellules immunitaires du receveur cherchent à rejeter le cœur étranger nouvellement greffé. Or c'est exactement l'inverse qui se passe dans une allogreffe. Tout cela en dit long sur la complexité de la procédure et la terreur qu'elle inspire aussi bien aux malades qu'à de nombreux médecins et soignants qui ne pratiquent pas ce traitement en routine. Mais y a-t-il vraiment un traitement de routine quand il s'agit d'un cancer du sang ? La symbolique de la greffe est fascinante et son évocation représente à mes yeux simultanément tous les rêves, les fantasmes et les utopies.

Chapitre 7

Élisabeth Schemla

Personne ne me convaincra que mon cancer est ma faute

Juste-là, devant la fenêtre, les branches du cerisier printanisent. La sève est revenue à l'heure dite, impériale, les feuilles d'un vert doux sont sorties sous la poussée, puis les fleurs blanches d'une radieuse évanescence, et maintenant, les cerises entreprennent leur chemin de rondeur. Dans leurs vasques, les camélias pourpres éclosent, aussi les hortensias, glycine et vigne vierge drapent peu à peu les murs. Merveilleuse cette vie de mai si puissante qui ne se pose aucune question, se contente d'être vie. Un repos de contempler la nature en route pour l'exubérance et la maturité en pleine ville, sans pouvoir m'empêcher de comparer les cinq mois que viennent de passer les arbres et les plantes de la cour-jardin à se reposer, reprendre des forces, préparation à l'explosion végétale dans le soleil et, durant ce temps, le parcours inverse qui a été le mien.

Il ne faut surtout pas lasser. À peu près personne, à peine la malade elle-même, ne résiste à la litanie des « dernières nouvelles » de sa santé. C'est un équilibre à trouver, il ne s'obtient pas sans quelques tâtonnements. À première vue, de décembre 2017 à mai 2018, les nouvelles ne sont que mauvaises. Trois mois pleins dans un lit auquel m'ont assignée les douleurs atroces et les opérations des vertèbres, une allergie carabinée à la morphine, à régurgiter et régurgiter jusqu'à l'épuisement, mais que faire sans elle ? Semaine après semaine, j'ai vu mes jambes puis mes hanches, mes épaules, mon ventre fondre jusqu'à la maigreur. La glace me renvoyait un teint grisouille, des cernes bruns, des joues creusées. Et puis, j'ai avalé pendant ces six mois une première chimio, inefficace. Pic monoclonal refusant de descendre sous 17. « Nous allons changer de traitement, j'ai autre chose à vous proposer, qui devrait marcher, m'annonce tranquillement dans son bureau le Pr Mohty. Comme je vous l'ai dit et répéterai sans cesse, le temps est notre allié. » Rien à opposer, docteur, vous savez combattre l'inquiétude. La seconde chimio n'a guère plus fonctionné que l'autre, le pic obtus s'arrête à 12. Le professeur m'a alors appris que j'étais « réfractaire », ce qui a fait sourire tout le monde tant, jusque dans cette histoire de sang malade, j'étais fidèle à moi-même paraît-il. Plus simplement : un échec, j'étais dans une méchante impasse. Vingt-deux semaines pendant lesquelles j'ai fait connaissance d'une amie qui vous veut du mal, comme le soleil : la cortisone. Cette accompagnatrice-chimio, prétendument inévitable, m'a tout de suite empêchée de dormir. Mais j'ai refusé les somnifères malgré l'insistance du médecin : « Ne pas dormir est un mauvais choix. Ça perturbe beaucoup votre organisme et le fatigue énormément alors qu'il n'a pas besoin de ça. » Peut-être. Mais le corps vicié par le myélome n'a pas l'habitude des médicaments, encore moins d'une telle violence, il a dit non, non et non à tout et de toutes les façons. Je lui ai répondu : « Calme-toi, nous allons parler, toi et moi, il faut qu'on y arrive. »

Croyez-moi, on y arrive. Un excellent moyen : donner aux bonnes nouvelles la place qu'elles méritent au lieu de geindre et de broyer du noir matin, midi et soir. Prenons les vertèbres. Après les opérations de cimentoplastie, une fois surmontée la peur des retrouvailles avec elles, la tristesse devant la voussure du dos, quel bonbon de bonheur de renouer avec la souplesse de la colonne vertébrale, de reprendre doucement le yoga, de recommencer progressivement à marcher, puis à faire de courtes balades comme si rien ne s'était passé. Je ne mégote pas ma reconnaissance envers la chirurgie capable de ce miracle, à en oublier le praticien qui m'a jeté à la figure : « Une sale affaire, ce myélome, pas facile de s'en sortir, j'ai eu un patient sud-africain, à chaque opération, d'autres vertèbres se cassaient, j'espère que vous ne ferez pas comme lui ! » Grand plaisir aussi, sans subir la torture des 1 300 calories par jour – pas de vin, pas de pain, pas de pommes de terre, pas de pâtes, pas de pâtisseries, de quoi faire mourir d'ennui le palais –, de passer du 42 au 38, de pouvoir enfiler juste pour se faire du bien un nouveau jean très étroit de chez Uniqlo. Et puis, après avoir déserté la sérénité de mon cocon trouvillais, de le retrouver et de contempler de là, à nouveau, les villas proustiennes et la mer durassienne. Et puis encore, d'avoir pu compter tout de suite sur la famille qui m'a tendrement entourée, portée par ces liens du sang que nous avons su préserver par fidélité et respect pour nos parents mais aussi parce que nous nous aimons, cette troupe que j'ai rassemblée au complet au Central à Trouville pour fêter le centenaire d'Emma, ma mère, à laquelle je pense chaque jour, dont je me demande si souvent : « Là, qu'aurait-elle fait ? Que me conseillerait-elle ? Comment aurait-elle réagi ? » Au premier rang sur la photo de famille, mon petit cousin cardiologue Denis Chemla, présent à chaque moment. C'est lui qui a demandé à son compère de l'hôpital Saint-Antoine ce qu'il pensait du Pr Mohty et de me recommander à lui. Ce Chemla, qui présente le grave syndrome familial du côté sans *S* de majesté, est un homme d'une immense culture, si drôle, dont je me régale de toutes les improvisations et saillies humoristiques, ma préférée étant cette petite merveille : « Sous mon air bourru, je cache un cœur de pierre. » J'aime tellement rire ! Au moindre coup de blues, peu mais il y en a, une pastille de Robin, Coluche, Boon, Gardin et hop ! ça repart.

Et puis, j'ai eu la chance de m'appuyer sur les amis, presque tous fidèles. Quelques rares se sont éloignés, chacun s'arrange avec la peur ; ou me trouvent soudain moins intéressante – je les entends : « Qu'est-ce qu'elle va avoir à raconter ? » – ou se refusent à un quelconque engagement, ça fait un peu de peine, mais qu'ils aillent au diable ! Une seule blablateuse que je pensais proche lâchera le morceau au sujet de mon cancer dans une commission municipale à Trouville, alors que je souhaitais le silence. Elle a disposé de moi, m'a livrée en pâture, je l'ai sortie de ma vie. En vérité, ce tri naturel a une grande vertu. J'en conviens, l'énumération de tout ce qu'il y a eu et tout ce qu'il reste de bon à prendre fait un peu remerciements pour le César de la meilleure malade, mais les personnes atteintes qui ont la chance d'être ainsi épaulées ou qui, au contraire, souffrent de solitude, savent que je parle ici du cercle magique de la survie.

Pendant ces six mois, j'ai peu à peu appréhendé aussi la spécificité de ce myélome, celle de tous les cancers du sang. Drôle d'affaire ! En soi, hors la fatigue, il n'est pas douloureux. Seules ses possibles conséquences le sont, rudement. Surtout, imaginez ça : vous ne savez pas où situer l'ennemi, sur quel organe vous focaliser. Il est partout, insaisissable. Je regarde mes mains, il est là ; je sens ma tête, il y est ; mes jambes, il les irrigue, mon sexe ne lui échappe pas, et tout à l'envi. Il court dans toutes vos veines, tous vos os. Littéralement, il vous habite, comme un intrus qui après avoir mis le pied dans la porte prend possession de votre intérieur. Impossible de l'encercler, de le circonscrire pour le mettre dehors en le désignant à la chirurgie possible. Un cancer ablation zéro. Vous ne pouvez pas vous dire : « J'ai abusé de l'alcool, alors mon estomac, ma gorge ou mon pancréas trinquent », ni : « J'ai trop fumé, mes poumons le payent », ou : « Le mélanome, c'est parce que j'ai trop pris le soleil. » Le sang ne fournit aucune indication sur ce qui l'a corrompu. Mystère. Comme tout mystère, il peut procurer une angoisse à laquelle il faut très vite tordre le cou.

Mais, comme je vous le disais, le malheur a son revers. Le dicton résume parfaitement : « À toute chose malheur est bon. » Le lien de cause à effet qui fournit une explication rationnelle entre un comportement personnel et bien des cancers est porteur du pire : à cause de ce lien entre leur vie et leur maladie, la plupart des gens s'attribuent alors une responsabilité, voire éprouvent un sentiment de culpabilité devant ce qui leur arrive. « C'est ma faute au fond », « Je paye par où j'ai péché. » Le blâme est pour eux-mêmes. Avec le sang, rien de tout ça ! Sans explication, pas de responsabilité, pas de culpabilité. J'ai eu le temps, pendant ces longues semaines, de passer en revue le film de ma vie, de fouiller dans l'arrière-boutique, de chercher dans le moindre recoin. Ce n'est pas un hasard si j'attribue à un phénomène extérieur – une séparation – le déclenchement du myélome. J'ai compris par l'intime la réponse de Bernard Tapie à un confrère du *Figaro* qui l'interrogeait à propos de son cancer et de sa dette confirmée de 400 millions dans l'affaire du Crédit lyonnais. « Avez-vous revu François Hollande récemment ?

— Une fois. Il m'a souhaité un prompt rétablissement. Je lui ai répondu qu'il n'était pas complètement étranger à ma maladie. »

C'est un énorme, terrible poids en moins sur votre corps, votre âme, sur votre capacité à faire la traversée d'être dispensé de vous dire : « J'ai eu tort, je n'aurais pas dû... » Vous êtes protégé de la faute et de ses tourments rongeurs. J'affronte ces jours-ci l'échec des thérapies, je suis à l'affût de la sourde, lente déliquescence qui gagne la réfractaire, pourtant j'attends la suite médicale avec un curieux optimisme. Il est dans ma nature. Mais il y a aussi que, n'étant pas taraudée par le remords ou le regret, je ne consacre pas d'énergie, trop précieuse, à me débattre avec moi-même. J'en suis certaine : je ne suis ni responsable ni coupable de mon cancer.

Boum ! « Je le sentais venir, combien de fois t'ai-je mise en garde en te disant que tu allais tomber malade ! Tu étais bloquée, tu n'as rien fait pour préserver ta santé, tu n'as pas voulu écouter. Tu aurais pu éviter ce cancer. Je suis en colère à cause de ça, Lili. » Léa, qui est une écrivaine à la subtilité talentueuse, a choisi le parti de sa vérité, jusqu'à la dire. Une fois, dix fois, tant de fois. Un, dix, tant de coups de maillet sur mes cellules malignes, le dos se crispe, la nuque se raidit, puis un affaissement, enfin l'épuisement à remonter la pente déjà si ardue. Des éclats, bien sûr. « Mais enfin, arrête de me balancer que je suis responsable de ce qui m'arrive ! Tu crois vraiment qu'une malade a besoin d'entendre des choses pareilles, même si c'était vrai, et ne l'est pas ? » Depuis la fin novembre presque chaque jour, à Paris ou par WhatsApp, avec les meilleures intentions de la tendresse partagée, je le sais, parfois subjuguée jusqu'aux larmes devant sa propre impuissance, ce qui me bouleverse à mon tour, elle revient à la charge. Elle a acquis en Inde, où elle vit une partie de l'année, une remarquable compétence ; elle est professeure de yoga, notamment du souffle et de méditation émérite, une très bonne connaisseuse de la médecine ayurvédique, cette subtile médecine ancestrale par les plantes du sud de l'Inde. J'ai beaucoup appris avec elle, je ressens sans conteste les bénéfices de certains comportements que j'ai adoptés mais certainement pas jusqu'à en faire un mode de vie, une discipline quotidienne portée par « l'état d'esprit qui convient. La santé, ce n'est pas l'absence de maladie, c'est d'avoir suffisamment veillé à son corps pour ne pas tomber malade ». À ses yeux, je me suis fait du mal après les évidents dégâts de cette séparation en n'employant pas, avec une rigueur obstinée non dénuée de joie, tous les moyens à portée de main pour me protéger du pire. C'est possible… Telle une vigie bienveillante et maladroite, Léa insiste. Maintenant que le myélome est là, je n'ai plus, dit-elle, qu'à suivre à la lettre les techniques yogi et les prescriptions concernant la nourriture pour me donner toutes les chances d'encaisser le mieux possible et d'accompagner la chimio. Pression lourde. Trop, alors que les sables mouvants de la douleur, de la morphine, de la chimio, de la colère, de l'interrogation vitale cherchent à m'engloutir au ralenti. Mais le pire est évidemment, même avec les meilleures intentions du monde, de me mettre involontairement en position d'accusée. Du moins, c'est ainsi que je me ressens. J'ai besoin de paix, pas de leçons. Je n'ai pas cédé, je ne cède pas et ne céderai pas : personne ne parviendra à me convaincre que mon cancer est ma faute.

Chapitre 8

Élisabeth Schemla – Mohamad Mohty

Cobaye ou pas cobaye ?
« Je vous ai inscrite dans un protocole d'essai international »

Au-delà du sourire un peu forcé, nous nous regardons. Chacun d'un côté du bureau, nous savons que je suis dans une très mauvaise passe. Il va falloir tenter l'impossible, mais y a-t-il seulement un possible ? L'un veut à tout prix sauver cette vie qui s'étiole, l'autre, malgré l'énergie qui déserte, n'a aucune intention de mourir. Pour nous, cinq mois après notre première rencontre et deux échecs, ce rendez-vous marque l'heure de vérité. Pour le cancer. Pour nos relations. Le fracas ou le salut.

« Docteur, je n'accepterai pas une greffe. Ma décision est irrévocable. Alors, qu'est-ce qu'on peut faire ?

— Je vous comprends. Je vous avoue l'avoir envisagée au départ. De toute façon, elle n'est plus d'actualité. Dans mes tablettes, j'ai pour vous une opportunité. Sans attendre plus longtemps, je vous ai retenue pour un protocole international d'essai clinique que mène Sanofi sur un groupe de

348 malades du myélome dans le monde, moi-même ayant droit à trois patients pour ce groupe. Dans le cas précis auquel je fais référence, on testerait sur vous une nouvelle combinaison de molécules. Vous auriez accès au Carfilzomib, beaucoup plus puissant que les autres médicaments de cette famille, notamment celui que vous avez reçu pendant une courte durée et qui n'a pas marché. Vous auriez aussi droit à un anticorps qui cible une molécule importante dans le myélome et qui s'appelle Isatuximab...

— Tous ces noms savants et un peu barbares, je ne les retiens pas ! Mais comme je suis plus près de la porte que de l'augmentation, sauf la greffe, je suis prête à tout. J'aime bien comprendre cependant, vous pouvez m'expliquer ce que je peux en attendre ?

— Mais j'allais le faire, madame Schemla !...

— Oh ! Excusez-moi ! »

Nous rions. Deux êtres embarqués dans la même galère, qui ignorent encore si leur connivence résistera. Supporter l'angoisse de la malade. Accepter pour elle de ne pas avoir toutes les réponses en même temps et de laisser se dérouler le fil de son destin. *Pazienza*, comme on dit en italien, avec plus de sagesse que de fatalisme.

« Mon intuition est que cette combinaison pourrait marcher sur vous parce que les deux produits sont des inconnus pour vos cellules malignes. Jusqu'ici elles ont résisté, elles ont bloqué une fenêtre parce qu'elles sont futées et se démerdent bien.

Mais peut-être que l'on peut les pénétrer et les tuer en entrant par une autre fenêtre. Par exemple, elles n'ont jamais vu l'anticorps. J'ai tendance à croire que comme elles ne le connaissent pas encore, on va peut-être réussir à les prendre par surprise. Ça, c'est le premier point. Le deuxième point : la molécule à qui elles ont fermé la porte précédemment parce qu'elle était faiblarde va arriver cette fois-ci comme un bulldozer. Ce bulldozer peut peut-être entrer par effraction dans vos cellules. J'ai donc grand espoir que la maladie puisse répondre à cet essai clinique. »

Le mot « intuition » n'est pas choisi pour rien, à la fin tout repose sur elle. Pas facile à faire admettre aux patients en bout de course, au seuil de la mort, qui sont d'abord en quête de rassurance absolue, préférant les données scientifiques aux fulgurances à caution du thérapeute. Ici pourtant, c'est pour la malade une évidence non dénuée de présomption car « il y a plus de choses dans le ciel et sur la terre, Horatio, que n'en rêve votre philosophie[1] » : l'intuition du médecin signe presque la probabilité d'une réussite

« Mais qu'est-ce qui vous fait affirmer que ça pourrait fonctionner, docteur ?

— C'est de la spéculation, je vous l'accorde. Si je connaissais la réponse à votre question, il n'y aurait pas de protocole de recherche et on

1. *Hamlet*, Shakespeare.

donnerait déjà ce cocktail à tout le monde. Donc vous voyez, il faut mettre en balance mon niveau d'optimisme et le *background* scientifique qui laissent penser que cela va marcher *versus* le protocole parce qu'on n'a pas la certitude que cela va marcher. Et puis je me suis dit que vous ne deviez pas avoir une nouvelle fois une grande déception.

— C'est gentil cette pensée, merci !

— Maintenant, je ne vais pas vous mentir, un protocole d'essai pour le malade c'est un parcours du combattant et ça pourrait un peu vous affoler si vous n'étiez pas prévenue… Je vous raconte tout pour éviter ça. Alors, j'y vais ?

— Allez-y ! Il faut ce qu'il faut.

— Évidemment, nous devrons vérifier votre cœur parce que la molécule peut avoir une très sérieuse toxicité cardiaque. Ensuite, nous assurer que vous répondez aux critères incontournables pour être acceptée. Tout protocole scientifique a des critères d'inclusion et d'exclusion. Je vais être un peu grossier mais si un critère dit qu'il faut avoir les yeux bleus pas les yeux verts et si vous n'avez pas la bonne couleur, cela ne va pas le faire, même si tout le reste est parfait. J'ai le sentiment pendant que je vous parle qu'*a priori* vous cocherez toutes les cases. Maintenant, il y a des procédures de validation. Dans notre jargon, on appelle ça un *screening*. Oubliez ce vocabulaire ! En clair, vous allez crouler sous les examens pour faire un point exact sur votre maladie. Ils pourront vous paraître redondants parce que vous les avez déjà eus ces derniers mois, notamment la ponction de la moelle osseuse, mais pour les besoins du protocole, on est obligés de les refaire. Pas drôle ! Pour être honnête, épuisant. Une fois les résultats connus, on aura notre *check-list* et on pourra vérifier que vous répondez à tous les critères. Alors le protocole pourrait se mettre en place pour vous.

— Pourquoi pourrait... ?

— Parce que toutes ces données, comme pour tous les candidats au protocole, sont entrées dans un ordinateur. Un algorithme permet de modéliser deux groupes de manière équilibrée en temps réel. Personne ne peut intervenir. C'est l'ordinateur qui procède au tirage au sort, il va départager ceux du premier groupe, qui vont bénéficier du médicament que l'on teste parce qu'on le suspecte d'être le plus efficace, et ceux du deuxième groupe, qui n'en bénéficieront pas...

— Quoi ?!... Mais c'est incroyable, c'est la roulette russe, votre proposition ! Non seulement je suis dans la merde, excusez-moi l'expression, mais mon sort dépend d'une machine ! C'est spécial quand même ! »

Si spécial que ça vaudra le coup de passer un coup de fil à un ami chez Sanofi pour voir s'il peut faire quelque chose. Vive le passe-droit ! On ne recule devant aucun piston quand il s'agit de la survie. La réponse viendra confirmer que l'ordinateur est seul maître à bord.

« Attendez un peu, madame Schemla ! Ce n'est pas parce qu'il y a tirage au sort que le traitement sera mauvais si vous n'êtes pas retenue dans le "bon" groupe ! En cancérologie en général et en hématologie en particulier, quand on mène des études dites randomisées, c'est-à-dire aléatoires puisque basées sur ce fameux tirage au sort, les gens reçoivent tout de même des traitements efficaces, pas du tout des placebos.

— Docteur, je comprends mais comprenez aussi. Non seulement le hasard informatique décidera de ma vie, je me croirais aux machines à sous, ça tombe bien je suis une joueuse, mais là, l'hypothétique jackpot serait ma propre existence !! Pour le dire comme je le ressens, vous me proposez tout simplement d'être un cobaye… comme je l'ai déjà été quand j'étais enfant pour mon nez. Cobaye aux deux extrémités d'une vie, une fatalité en somme…

— Nous y voilà ! Cobaye, cobaye… Je l'entends souvent venir, cette accusation de faire des malades des cobayes. Non, vous n'êtes pas un cobaye ! Je viens de vous dire pourquoi. Et au fond, on s'en moque, des appellations ! Ce qui m'importe face à votre maladie réfractaire qui ne répond pas aux traitements, et on en a déjà usé, des cartouches !, c'est que vous puissiez avoir accès à une nouvelle combinaison qui pourrait vous sortir de là. Le reste, pour moi, c'est de la littérature. Je demeure résolument optimiste, vous commencez à me connaître un peu. Je vous ai dit dès le début que j'aurais toujours des choses dans ma besace… »

De quoi est-il fait, le bref silence qui s'installe ? Laisser les mots faire leur chemin entre couleuvres à avaler et espoir à fabriquer. Bien vu.

« Si vous permettez, je me dois de continuer à entrer dans les détails de toutes les contraintes que vous allez subir. Parlons des médicaments… »

Il faudrait y aller avec des pincettes, c'est déjà un assommoir tout ça pour la patiente, pensez ! un coup de massue par annonce. Mais pas d'échappatoire. Il convient de préparer les malades candidats à ce qui les attend, sinon le choc du réel pourrait provoquer des réactions négatives, voire un rejet. On ne peut se le permettre dans un protocole. L'esprit de responsabilité doit être partagé et pour ça, un seul remède, délivré avec le plus de douceur possible : la vérité.

« Vous aurez des injections, des perfusions intraveineuses, il est certain que ça vous embêtera plus au quotidien. Je sais que votre préférence allait aux traitements oraux, que vous teniez à garder votre activité municipale à Trouville, vos fameux conseils qui vous amusent tant, à pouvoir faire les allers-retours à Paris et puis à continuer le journalisme, les reportages, mais là, je crains que les choses ne changent. J'en suis désolé pour vous, vous allez quand même être tenue, pardonnez-moi le terme, par une laisse. Et ça, ce n'est jamais bien agréable. Et puis, même si vous ne vous êtes pas amusée depuis six mois avec tous vos malheurs, il y aura la fatigue, cette fatigue spécifique, irracontable. Ce sont des traitements costauds. Je vous trouve plutôt jeune, vous ne faites pas votre âge mais votre corps a déjà une longue vie. Et puis, un protocole induit une discipline stricte et ça, j'ai envie que vous vous y conformiez au début, on verra pour la suite.

— Vous êtes en train de me dire sans me le dire que je vais être obligée de venir à l'hôpital, alors ?

— Très fréquemment même.

— Très fréquemment ! C'est-à-dire ?

— On va vous montrer le schéma du protocole. Pour faire simple, vous serez en hôpital de jour des grosses journées, une ou deux fois par semaine surtout au début. Après, on verra.

— Une ou deux fois par semaine ?

— Hélas oui, deux fois, deux jours de suite, madame Schemla... »

Tout défile en un instant, les heures d'immobilité, l'impossibilité de voyager, le travail menacé, les sorties en péril, une vie *ad aeternam* dans un entonnoir. Plexus bloqué. Asphyxie. Pas ça !

« Je vais être assignée à résidence, en somme.

— Comme on ne dort pas à l'hôpital de jour, parlons plutôt de bracelet électronique.

— Sympathique...

— Ça ne l'est pas, il faut bien le dire, j'en suis navré. Après, en cas de complications cardiaques, pulmonaires ou autres, d'allergies au moment des premières injections que l'anticorps peut provoquer, vous pourriez être hospitalisée, mais ça, j'ose espérer que non et, mieux, globalement, je n'y crois pas. Car la bonne nouvelle, c'est que vous n'êtes pas la première à recevoir ces médicaments. Quelque 200 malades les ont déjà eus et sont suivis à travers le monde avec de bons résultats. Je n'ai pas d'inquiétude pour la suite dans votre cas. Je vous le dis les yeux dans les yeux. »

Les yeux dans les yeux, impossible de ne pas se figer sur l'essentiel : il faudra changer de vie. Le médecin sait que ce bouleversement d'existence est plus déterminant pour le psychisme et la résistance que l'éventualité d'une victoire thérapeutique, parce qu'il est définitif tandis qu'elle est hasardeuse.

« La plus grande difficulté que vous éprouverez, c'est que vous allez consacrer tout votre temps à votre traitement, donc à votre maladie. Incontestablement du temps volé à votre vie, en tout cas à la vie telle que vous la concevez, et chaque malade n'a pas la même conception des choses, il y en a à qui la maladie donne presque une identité. Alors, oui, effectivement, vous allez devenir d'une certaine façon prisonnière de votre maladie…

— Vous vous rendez compte, qu'est-ce qu'il peut y avoir de plus terrible qu'être obligé de penser à soi jour et nuit à cause d'une maladie ?

— L'être humain a des capacités d'adaptation et je suis absolument certain que vous saurez très bien vous adapter.

— Je m'adapterai, en effet… Nous le savons l'un et l'autre. Je n'ai pas le choix et…

— Je pourrais vous répondre que vous avez

toujours le choix de dire non. Mais j'admets que, compte tenu du tableau général, je suis peut-être en train de vous proposer un faux choix, celui d'être une sorte de volontaire désignée. Alors, j'apprécie la confiance que vous m'accordez.

— Elle est totale, docteur, vous le savez. Je vous remercie tellement de m'avoir retenue comme candidate à ce protocole ! Que je sois ou pas dans le bon groupe ! Et aussi pour toutes ces explications dans la transparence. Je suis évidemment d'accord pour me lancer dans cette aventure.

— J'en suis heureux ! Mais j'aurai besoin de votre consentement écrit. On va vous remettre un pavé d'une trentaine de pages à lire et à signer. Je préfère vous prévenir, il ne faut pas que cette lecture vous fasse peur. Si on traduit tout ce qu'il y a d'écrit, on se dit qu'il vaut mieux mourir que subir un protocole !

— Ah ?… Pire que les notices de certains médicaments ?

— Ah oui, c'est pire ! Vous verrez, sous prétexte d'informer au maximum le malade, on l'inonde d'informations. Je vais être honnête avec vous, ce déluge répond à des raisons purement juridiques. Les laboratoires qui mènent ces protocoles font très attention à se protéger. Vous allez emporter ce document chez vous, essayer de le lire aussi en journaliste et en femme de lettres. J'aime bien donner à peu près quarante-huit heures à mes patients pour réfléchir. Ensemble, on va se prendre ces deux jours. Il ne va rien se passer de dramatique, certes la maladie est là et elle est grave, mais elle ne menace pas votre pronostic dans les heures qui suivent. Je crois qu'il est très important d'accorder ce temps de réflexion et cette sorte de droit de rétractation, comme quand on achète quelque chose. Vous me direz peut-être après notre conversation et cette lecture : "Moi, je n'ai pas envie de toutes ces contraintes et je n'ai pas envie d'être un cobaye", si vous persistez dans cette idée. Mais si vous signez votre consentement, la mise en route peut aller très vite. Enfin, il me faut vous préciser une dernière chose. Si on sort du protocole pour une raison ou une autre, on ne peut plus y revenir. »

Le protocole s'appelle Ikema. Plaisant de s'évader à des milliers de kilomètres, ses promoteurs lui ayant donné le nom d'une merveilleuse petite île japonaise en mer de Chine, sable blanc, lagon de tous les bleus et verts, fleurs opulentes, oiseaux bariolés qui vocalisent à tue-bec. Sauf que le formulaire de recueil du consentement en guise de paradis vous promet l'enfer. Pas seulement à cause de la somme des exigences qui y sont formulées à se croire à West Point, « *Yes Sir !* », le petit doigt sur la couture du pantalon. Mais des pages 20 à 25 qui, dans l'état physique et psychologique où vous vous trouvez, vous expliquent adorablement toutes les occasions que vous aurez de mourir en suivant le traitement à l'essai. Ouvrir le parapluie, OK, mais mépriser les malades à ce point, un scandale. Des cobayes, je vous le dis.

Bien sûr, le consentement est assuré. *Alea jacta est* le 26 avril 2018. Mais comment taire son indignation quitte à frôler l'ingratitude auprès de l'homme qui met toute sa science, son expérience et son dévouement à vous sauver ? Il est maître à bord, l'unique interlocuteur tout-puissant pour faire entendre, en accord avec sa philosophie et son éthique, la voix des ulcérés dont je suis.

« Je me souviens très bien quand vous êtes revenue dans mon bureau après avoir apposé votre signature. Comme si c'était hier. Vous êtes passée par Mme Skalli, mon assistante, avec laquelle vous avez tout de suite noué des liens de sympathie. Elle m'envoie un mail ou un SMS pour me dire que vous êtes là et me demande si je peux vous recevoir deux minutes, ce qui est inhabituel de la part d'un patient. Je dis OK et, directement, vous toquez à ma porte et entrez avec le pavé à la main. Vous me le tendez, je le feuillette, il est commenté dans la marge, je décide de prendre la situation avec humour, histoire d'amoindrir un peu votre colère suscitée par le contenu assez effrayant de cet écrit, car je vous vois venir… : “Eh bien dites donc, vous en avez trouvé des erreurs d'orthographe, des problèmes de syntaxe.

— Je suis choquée, docteur, hyper-choquée ! C'est de la brigade lourde lâchée sur les malades ! D'une violence ! Nous sommes là, perdus, grâce à des médecins comme vous qui exercent un sacerdoce à mes yeux nous avons de l'espoir, beaucoup d'espoir même, et ces gens qui ne doivent penser qu'à leur business viennent vous envoyer ces pages, cette angoisse à la figure, comme si nous comptions pour zéro ! Je peux le supporter sans grand problème, mais vous imaginez les gens plus fragiles…" »

Oui, bien sûr. Les médecins prescripteurs font remonter les récriminations et les remarques aux laboratoires. Il commence à y avoir une prise de conscience. La nécessité morale de tenir compte de l'avis des patients s'impose peu à peu, et c'est aujourd'hui une obligation de faire relire les fameuses trente pages du consentement à une association de malades qui peut demander telle ou telle modification. Un bémol pourtant : le document sera étudié par le comité d'éthique qui est composé de médecins mais aussi d'infirmières et d'avocats. Or le juriste a tendance à dire : « Ouh ! là ! là ! vous ne dévoilez pas tout ce que le malade risque, il faut être très clair, il faut tout détailler, sinon… » Dans ce système sont englués les patients, tiraillés entre les contraintes réglementaires, légales, industrielles, médicales, celles de l'organisation hospitalière et celles du cancer proprement dit. Autant d'impératifs qu'il leur faut plus ou moins bien intégrer.

Cependant, pour un moment en tout cas, c'est oublié quand, après une flopée d'examens et une attente purée de pois, bingo ! vous sortez le numéro gagnant au tirage au sort, celui qui vous place dans le bon groupe d'essai. « Merci papa, merci maman ! Merci, merci de m'avoir donné un héritage biologique qui, malgré le cancer, m'a permis de cocher toutes les cases des critères comme dit le professeur ! » Désormais, médecin et malade vont protocoler ensemble. On croise les doigts, pour le meilleur.

Chapitre 9

Mohamad Mohty

À l'hôpital de jour, l'usine et le marché

Au début du mois de mai 2018, Mme Schemla va donc découvrir l'hôpital de jour avec espoir et peut-être plus encore avec appréhension. Ma position est celle du médecin qui agit, la sienne consiste à remettre sa vie entre mes mains. Nos émotions se rejoignent, si bien que son entrée dans le protocole Ikema va parallèlement instaurer entre nous une relation particulière. C'est un duo où chacun s'apprête à jouer sa partition. Des contraintes vont nous être imposées, nous allons devoir nous conformer à des procédures avec, en toile de fond, le promoteur de l'étude ainsi que les nombreux acteurs de la recherche clinique. Le fait d'explorer les effets d'un nouveau médicament ou d'une nouvelle combinaison entre eux introduit obligatoirement une part d'inconnu, sinon on ne ferait pas de recherche ! L'aventure est donc porteuse de nombreuses interrogations, d'obligations, mais surtout de l'espoir d'une efficacité. Cependant, des marges de liberté existent pour moi comme pour ma patiente. Des règles me sont imposées et je les respecterai en y posant cependant comme limite ce que je juge acceptable, faisable et éthiquement nécessaire. Je pourrai aussi décider de la fin de l'expérimentation sans avoir à expliquer mes raisons si l'intérêt du patient l'exige. Quant à ma malade, rien ne l'empêchera de prendre le risque de quitter le protocole sans avoir elle non plus à se justifier.

Dès ses premiers pas dans nos couloirs, elle va certainement ressentir plus encore le poids de l'épreuve à venir. Une épreuve à vivre au sein de ce que j'appelle « l'usine », et vous allez comprendre pourquoi. En effet, l'activité de l'hôpital de jour est devenue très importante en hématologie. Elle s'est développée depuis les années 1990 au fur et à mesure que l'on a disposé de traitements oraux ou faciles d'administration sur une durée courte. Le myélome multiple ainsi que de nombreuses maladies du sang se soignent désormais en ambulatoire. Mon hôpital de jour reçoit quotidiennement 55 à 65 malades et je passe régulièrement dans le service afin de saluer les gens. Je connais chacune des infirmières et leur prénom car elles demeurent une des rares équipes stables en poste depuis des années – ce qui n'est pas le cas dans les autres unités du service où nous avons des difficultés à recruter pour contrer un important *turn-over*.

Comme chaque unité, l'hôpital de jour a son fonctionnement, sa culture, ce qui génère un état d'esprit particulier, une ambiance à part. Par définition, on ne peut le laisser ouvert le soir, d'où la nécessité d'une rigueur et d'une équipe rodée à un fonctionnement « à la chaîne », sans aucune connotation péjorative : lorsque le malade arrive, le traitement qui dure plusieurs heures doit être prêt afin de ne pas déborder sur la journée. Tout doit aller très vite, notamment l'ordre des choses en dépit d'une promiscuité entre les malades et des types de soins très divers. À la tête de cette machine, un excellent chef d'orchestre, à la fois médecin et organisateur de talent, s'impose. C'est la qualité essentielle requise pour occuper un tel poste, lequel implique d'être connecté en permanence avec la pharmacie de l'hôpital, avec l'Établissement français du sang (EFS) pour les transfusions, avec les laboratoires pour obtenir tous les résultats, avec le service de radiologie, avec les autres unités du service parce que les malades naviguent parfois de l'hôpital de jour à l'hospitalisation ou à la consultation et vice versa.

Le Dr Zora Marjanovic, ma responsable d'hôpital de jour, allie ces compétences. Sans elle, je serais obligé d'être bien davantage sur le champ de bataille. Quand je consulte les courriers de doléances des malades, je n'en trouve quasiment aucun en lien avec l'hôpital de jour. Ils viennent de ceux qui sont hospitalisés, pas contents de tel ou tel médecin, de tel infirmier, de leur chambre, de leur traitement ou de l'ambulance qui les a emmenés au scanner… Certes, l'état d'esprit d'une personne hospitalisée n'est pas le même que celui d'un patient en ambulatoire puisque, par définition, être en hôpital de jour signifie que vous êtes souvent un malade plutôt bien portant. Je crois cependant que la façon de faire de Zora Marjanovic y est pour beaucoup. Avec elle, on ne rigole pas tant elle ne fait pas dans la tendresse si un médicament arrive en retard de notre pharmacie, si une poche de transfusion n'est pas là à l'heure dite, si elle découvre qu'un patient attend sa perfusion depuis deux heures, ou si le résultat d'une analyse tarde trop. Sa position n'est pas facile mais elle l'assume sans se soucier de ce que l'on dit. Une exigence qui peut être génératrice de stress pour les collègues, mais avant tout très rassurante car chacun sait qu'elle veille au grain.

Il est vrai que Zora Marjanovic passera peut-être moins de temps que d'autres à écouter un malade. Elle va droit au but, vite à l'action. D'autres médecins sont plus bavards ou plus laxistes, ce qui permet aux patients malins de se tourner vers l'un ou l'autre ou de choisir leurs rendez-vous en fonction de la présence du médecin ou de l'infirmière qu'ils souhaitent. Récemment, une patiente très cartésienne m'a dit vouloir changer de médecin – rien à voir avec Zora Marjanovic –, la raison invoquée étant que la réponse à ses questions n'est pas suffisamment précise. Pour elle 1 + 1 = 2, alors si on lui répond 1 + 1 = 4 –2, même si le résultat est le même, cela la rend suspicieuse. Un médecin plus radical lui répondra par « oui » ou par « non » lorsqu'elle demande si elle peut manger de la salade ou des lentilles, quand un autre tourne davantage autour du pot. *A contrario*, d'autres l'adorent parce qu'ils la trouvent plus humaine.

Lorsque la participation au protocole de Mme Schemla a été évoquée au cours de nos fameuses réunions de concertation pluridisciplinaires (les RCP), j'avoue avoir dit au Dr Marjanovic : « Je pense que vos caractères vont coller. » Et je reconnais tout autant qu'il m'est arrivé de lui avouer que j'allais confier tel patient à tel autre docteur. Parfois, je me trompe mais j'essaie de trouver une sorte d'harmonie ou d'alchimie entre les deux parties qui vont devoir interagir pendant de longs mois ou années. Connaissant Mme Schemla et ses tendances à l'évasion régulière, je savais que la confier à Zora contrebalancerait mon laxisme. Spontanément, nous nous répartissons les rôles. Pour Zora, tout doit tourner comme une montre suisse, quand j'ai tendance à être plus souple avec les transgresseurs qui savent que je ne vais pas faire n'importe quoi mais que, si quelque chose est possible, je m'y essaierai. Pour l'anecdote, il lui est arrivé de me croiser et de me dire à propos de ma patiente : « J'espère que vous n'allez pas accéder à sa demande ! » Et moi, je lui répondais souvent : « Elle ne m'a rien demandé pour l'instant, je vous le dirai quand ce sera le cas. » Parfois, je mens ! En fait, c'est un jeu. Nous savons que notre rôle est de soigner nos malades avec humanité et de les aider en nous adaptant à leur vie et à leurs problématiques. L'astucieuse Schemla, elle, n'a pas manqué de repérer la meilleure heure de rendez-vous pour être perfusée rapidement. Celles et ceux qui font ainsi me rendent service, car ils libèrent plus rapidement des fauteuils et des lits pour d'autres malades. Finalement, tout le monde y trouve son compte.

Ces composantes répondent à une palette très diverse de caractères qui permet aux malades de faire leur marché en hôpital de jour. Chacun a ses repères et ses habitudes, créant ainsi un monde parallèle très dense auquel les soignants répondent en fonction de leur profil psychologique. Moi, je suis un optimiste et j'adore partager cette foi avec les autres. Si je suis en avion et que le commandant de bord prend son micro en plein vol pour alerter sur un trajet très compliqué, il va me mettre un coup de pression inacceptable. Je préfère lui faire confiance, ouvrir mon ordinateur et travailler tranquillement car je sais qu'il s'occupe de moi. Une des vertus premières est de ne pas angoisser l'autre. À l'hôpital, où le malade porte déjà un lourd fardeau, c'est un impératif. En ce sens, je suis aidé et j'estime avoir énormément de chance car je ne me dispute pas fréquemment avec mon épouse, ce qui me permet de venir travailler sans être énervé, sans avoir besoin de déverser ma colère ou ma mauvaise humeur sur les autres. Les malades n'ont pas à subir les aléas extérieurs. Zora, de ce point de vue, est un peu comme moi en dépit de nos différences de caractère, même si sa relative rigidité me renvoie parfois à celle de ma femme. Alors, je la comprends puisque j'y suis habitué. Si mon fils me rapporte une mauvaise note, je vais juste lui dire qu'il faut qu'il travaille et que je ne suis pas content. Pour ma femme, c'est dramatique, elle le pourrit, lui reproche d'avoir glandé tout le week-end. Moi, je lui rétorque qu'une mauvaise note ne changera rien à sa vie. Ai-je raison ou tort ? Je vous l'ai raconté, mon éducation a été rigide, sobre, très rigoureuse, mais petit à petit, avec l'âge, il m'apparaît que le sens du devoir n'est en rien incompatible avec le fait d'être tolérant, surtout avec ceux qui souffrent.

Plus globalement, il me semble juste d'être tolérant vis-à-vis d'un malade qui vous confesse n'avoir pas vu telle personne depuis très longtemps et souhaite trinquer avec elle, même si tout le monde lui dit de ne pas boire une goutte d'alcool. De mon côté, je n'ai jamais lu un article scientifique démontrant qu'un verre de champagne allait impacter le pronostic d'un cancer du sang. Alors…

Il faut aider les patients, les laisser vivre leurs plaisirs et des bonheurs afin d'éviter qu'ils ne se découragent et n'abandonnent la bataille. Car les échecs concernent souvent les gens qui n'ont plus le courage d'attendre. Que deviendrait la vie de Mme Schemla si elle devait désormais se cantonner à sa seule venue à l'hôpital de jour ? Tourner en rond dans le seul périmètre de sa chambre ou de l'hôpital… quelle horreur ! De toute façon, j'ai la certitude que la personne qu'elle est, habitée d'un tel esprit de liberté, ne m'écouterait pas, et elle aurait raison. Moi, en tant que futur malade potentiel, si je me retrouvais privé de tout, je renoncerais. C'est ma philosophie.

Si le traitement m'obligeait à n'être plus moi-même, ne devait servir qu'à faire en sorte que mes paramètres sanguins soient bons et que batte mon cœur, j'affirme que ma vie ne m'intéresserait plus. Cette position n'est pas forcément celle de M. Dupont ou de Mme Martin. Pour certains, si étonnant que ce soit, la maladie est devenue leur raison d'être, à l'exemple d'un monsieur avec lequel j'ai bavardé lors d'une visite aux malades hospitalisés. Soudain, les larmes lui sont venues aux yeux, suivies de vrais pleurs, avant qu'il finisse par m'avouer avoir dû attendre d'être hospitalisé à 60 ans pour être enfin appelé « Monsieur ». « Je suis un pauvre ouvrier, a-t-il poursuivi, que tout le monde connaissait par son prénom, Robert par-ci, Robert par-là, mais qui ne comptait pour personne. Grâce à la maladie, je suis devenu quelqu'un d'important. Vous, vous m'appelez Monsieur ! »

La question est de savoir si l'on soigne avec les seuls médicaments ou si l'on inclut le traitement dans une réflexion plus large. Elle se pose et se posera plus encore dans les années à venir avec l'essor de la recherche. Les traitements sont durs, violents, atteignent l'être au plus profond de sa résistance. La cortisone, notamment la dexaméthasone, un puissant corticoïde de synthèse et pilier du traitement du myélome, fait baisser les défenses immunitaires, altère le sommeil, l'humeur, la sensibilité, rend irritable, fait prendre du poids… Des données scientifiques robustes plaident en faveur de son utilisation. L'enjeu est pourtant d'arriver à nous en débarrasser… Traiter étroitement le myélome de Mme Schemla reviendrait en théorie à lui déconseiller d'entrer dans un restaurant pour lui éviter la promiscuité avec d'autres clients en terrasse, à l'empêcher de prendre un avion, d'aller au musée ou de se baigner, de travailler comme elle l'entend… et à lui assener qu'elle devrait recevoir son traitement au milligramme près, à la minute près… à lui laisser entendre qu'il n'y a rien à discuter, à la persuader de ne pas aller au Portugal, à Madrid ou en Israël quand elle m'en fait la demande.

Lorsqu'elle a souhaité se rendre en Inde, j'ai hésité. Un manque d'enthousiasme qui n'a rien à voir avec son désir d'aller se reposer dans un *ashram* afin d'y recevoir une médecine naturelle et d'apaiser son corps. En même temps, la sachant capable de jauger ses propres forces, de comprendre l'absolue nécessité des traitements allopathiques, j'étais rassuré. Alors pourquoi lui interdire d'explorer des voies complémentaires, surtout si elle agit en toute franchise ? Les malades font souvent des choses en cachette, prennent des herbes, des vitamines… et n'osent jamais en parler à leur docteur de peur d'être moqués ou maltraités. Or ils ignorent que certains produits sont incompatibles avec des traitements. Imaginez que je tombe sur un fou furieux du thé vert. Eh bien figurez-vous que de solides études scientifiques jamais contestées ont montré des interactions négatives entre l'efficacité du thé vert et celle du bortezomib, une molécule antimyélome très importante. Ma patiente, étant immunodéprimée, donc vulnérable aux infections, allait se trouver dans un pays surpeuplé, d'un niveau d'hygiène assez bas et à l'infrastructure médicale peu satisfaisante. L'Inde ne me semblait pas être la meilleure destination pour elle. Mais finalement, j'ai été bien inspiré de lui faire tout de même confiance : elle est revenue en pleine forme !

À son retour, elle n'a pas manqué de m'interpeller – une fois de plus ! – sur l'apport du yoga du souffle dont la pratique fait augmenter le taux d'oxygène dans le sang, sur toutes les disciplines, méditation comprise, qui y sont liées et apaisent corps et âme. « Pourquoi ne mettez-vous pas en place une telle unité à Saint-Antoine ?

— Madame Schemla, pour rester dans ce qui m'est familier, ma femme fait quotidiennement son sport de respiration, elle m'assure en ressentir les bienfaits et me titille sans cesse sur le sujet. Mais je ne me fie qu'à ce qui est validé par la science, je ne peux pas faire autrement, par ma culture et ma formation. Ça ne m'empêche pas d'avoir évolué sur le sujet, de m'être demandé comment introduire dans le service et dans les traitements des aides ciblées et des exercices de confort. J'ai recruté une ostéopathe, et un coach sportif.

— Je sais. Mais je vous l'assure, je me fais fort de vous permettre d'introduire ces disciplines gratuitement par le biais d'une association très sérieuse.

— Justement, vous mettez le doigt sur un point important. Tous les recrutements que j'ai faits, personne ne me les offre, encore moins dans le contexte économique actuel. Il faut le financer et ce ne peut être que sur du budget caritatif. Certains de mes collègues se sont moqués de moi quand j'ai engagé l'ostéopathe, estimant cette dépense inutile alors qu'on ne peut même pas recruter une infirmière. D'où la question de fond, politique : la priorité est-elle d'engager des infirmières ou des professeurs de yoga ? Jusqu'où la société doit-elle aller quand il s'agit de la prise en charge du cancer ?

— Cher professeur, vous semblez avoir une réponse en demi-teinte…

— Pas du tout ! Je suis simplement contraint par les contingences. Mais pour moi, il n'y a pas à discuter. Les malades sont des faibles et la grandeur de l'humanité est de ne pas laisser tomber les faibles. »

Chapitre 10

Élisabeth Schemla

Cet autre pas de deux sur une musique de cellules malignes

Ma vie bascule définitivement en cet été 2018 avec les premières sessions du protocole. Le Pr Mohty savait ce qu'il faisait en me prévenant. Mais entre son propos et l'étendue des changements auxquels je suis désormais confrontée s'étale le monde de l'épreuve. Le bracelet électronique auquel je suis condamnée bouleverse tout. Quand je dis tout, c'est tout.

La perspective d'un traitement *ad vitam aeternam* n'était déjà pas facile à encaisser. Au moins, la chimio par voie buccale lui conférait une légèreté relative, mais une légèreté quand même. Prendre des comprimés à la maison avec mon café du matin, me savoir et me sentir ensuite libre de mes mouvements, de mes travaux, de mes ailleurs, c'était malgré tout poursuivre un peu « comme avant ». Maintenant, je découvre, en toute chose, la dépendance, comment l'appeler autrement ? Si vous n'avez plus le droit de porter un sac de provisions, vous êtes dépendant. Si vous êtes trop fatigué pour vous lever, vous êtes dépendant. Si vous vous débattez avec les médicaments imposés, vous êtes dépendant. L'assignation à résidence hospitalière – dont dépend ma vie – tue tous mes projets. Dépendance. Or qu'est-ce qu'une existence sans projet ? Me voilà confrontée à un dilemme : me contenter de la maladie comme seule preuve de vie – et elle en bouffe, de l'énergie, cette confrontation ! –, ou me débrouiller pour laisser place au désir, vibrer, faire, toujours aussi ardent. Je rue dans les brancards, aussi vainement que le cheval pris au piège : le cocher Mohty ne me désattellera pas. Je ne le connais pas encore bien, je lui suis d'une infinie reconnaissance de m'avoir intégrée à ce protocole, mais notre aventure commune commence vraiment maintenant. Je pressens cependant que ce médecin, convaincu qu'une partie de la réussite des traitements repose sur le confort octroyé au malade dans une limite éthique très précise, saura jongler en temps voulu.

En juillet, l'alerte cortisone a sonné. Les doses de dexaméthasone, dérivé aux conséquences les plus sévères, ont considérablement augmenté avec Ikema. Pour l'instant, je n'ai pas pris de poids, la rétention d'eau commence, on verra plus tard quand il faudra supprimer le sel, car personne n'échappe à la gonflette. Mais dès le premier instant, ce médicament se révèle un méchant empêcheur de sommeil, un diabolique antidote au repos. Il vous donne des nuits blanches aussi interminables que la scène d'ouverture de *La Recherche*, vous laisse au matin tel un paillasson usé. À peine le temps de retrouver un semblant d'équilibre d'une semaine à l'autre qu'il faut déjà retourner à l'hôpital pour en recevoir à nouveau. L'âne à la noria. Après la nuit, des heures durant ponctuée de crampes atroces qui mordent vos jambes ou d'un froid glacial à faire claquer des dents, seul avec vous-même, vous devez affronter le jour avec les autres : cette cortisone vous change l'humeur, gravement. Je me vois devenir de plus en plus irascible, colérique. Chaque geste, chaque propos ou presque venant de mon entourage au premier chef bien sûr, et qui n'a pas à mes yeux la perfection attendue, provoque chez moi de viles gueulantes, à faire fuir. Je pars en vrille pour un n'importe-quoi, qui prend tout à coup une importance démesurée, pour ne pas écrire folle. Je perds les pédales. « C'est inacceptable, ce verre mal rangé, respecte un peu mes habitudes ! » ; « Ce livre, tu sais bien que je déteste qu'il soit jeté comme ça sur la table basse ! » ; « J'en ai marre de tous ces conseils, la paix ! » Je ne parviens pas à me contrôler.

J'ai compris qu'il fallait prendre des mesures lors d'un dîner amical au Petit-Palais, le restaurant du Grand-Palais. Immense terrasse à colonnes rehaussées par la subtilité des éclairages, brise chaude d'un soir d'été, beauté et fête sont au menu. Macron s'invite dans la conversation, à peine élu. Pour paraphraser la si talentueuse Françoise Giroud, personne ne peut feindre d'ignorer qu'il va tomber du côté où il penche : l'arrogance et le mépris. Mes deux amies, intelligentes femmes de pouvoir, en sont des supportrices déterminées. « Vous vivez dans votre bulle, dans des trajets balisés, pas une fois vous n'avez pris le métro ! Ça gronde, et vous restez tous sourds ! » Dans un état d'exaltation, d'une voix forte, tendue comme une corde de crincrin, j'analyse, je démontre, je prédis l'apocalypse, tôt ou tard un soulèvement violent, ce que feront d'ailleurs les Gilets jaunes trois mois plus tard. Mes amies regardent, médusées, une hystérique, la peine aux yeux. À la fin du dîner, je me lève, exsangue, la honte en moi.

Le lendemain, j'ai multiplié les excuses. Le lundi suivant, après six mois de refus, j'ai demandé à Zora Marjanovic de me faire une ordonnance pour un somnifère. Céder a été douloureux. Je risque de mettre le doigt dans l'engrenage médicamenteux, celui du contrepoison pour enrayer les méfaits du poison salvateur. Pas question de me laisser entraîner dans ce cercle vicieux. C'est le somnifère, pas plus ! Je viens de prendre la décision de n'avaler aucun des autres multiples comprimés que la docteure m'a prescrits, l'un pour éviter l'herpès et le zona, l'autre, la thrombose, un troisième, l'infection pulmonaire, quelques-uns des délices promis par la chimio. Je les garde sous le coude, ces médicaments, comme une collégienne. Je ferai l'aveu de mon méfait en temps voulu, si tout se passe bien. La cortisone, elle, je n'en doute pas, sera un jour ou l'autre un sérieux sujet de discussion avec le Pr Mohty. Je l'entends déjà :

« Tous les patients me racontent la même chose, madame Schemla, et je n'ai aucune raison de mettre en doute leur parole. C'est un problème, incontestablement, mais nous ne pouvons pas faire sans elle. Encore moins dans un essai clinique qui exige un respect total de la prescription. » En somme, si je devais refuser de la prendre, ce serait une rupture de contrat entraînant la sortie d'un protocole que j'ai l'immense chance de recevoir et qui a l'air de fonctionner. Rien que ça.

Mon irascibilité n'est cependant pas due qu'à la cortisone. Le basculement touche aussi mes fidélités affectives. Vous ne comprenez pas d'un coup mais peu à peu, d'évidence en évidence, en vous débarrassant du trop-plein d'égocentrisme provoqué par la maladie, que vous n'êtes pas seul à pénétrer sur le territoire du cancer. Vous y entraînez compagnons et compagnes de vie, enfants, petits-enfants. Depuis que je suis sortie de l'« épisode vertèbres », je multiplie, entre deux sessions, les efforts pour conserver une vie normale, travail, sorties, réunions amicales, voyages, pour laisser les fenêtres grandes ouvertes sur l'air rafraîchissant du dehors. Pas seulement pour moi. Je veux aussi permettre à mon entourage de respirer. Mais c'est un trompe-l'œil. Les coulisses de la maladie sont pour lui un étouffoir. Au cœur, l'angoisse. La peur fondamentale de vous perdre qui ne le quitte jamais : « J'espère mourir avant », « Je ne te survivrai pas. » Les peurs récurrentes, mal dissimulées, avant chaque résultat d'analyses, chaque examen médical, chaque IRM, chaque scanner, chaque électrocardiogramme, chaque électromyogramme – d'une voix toujours altérée : « Surtout, tu me téléphones ou tu m'envoies un SMS tout de suite en sortant » –, devant chaque douleur ou chaque difficulté – même si je ne suis pas du genre à geindre, j'ai aussi besoin d'être à nu, je le confesse.

Je découvre l'anxiété de l'autre face à ma mine trop défaite, un épuisement trop sérieux. Il lui faut supporter en continu, sans pause, comme la chimio, mes humeurs, mes états d'âme. Même si je n'en mesure pas toute la violence, je discerne la présence d'un acide corrosif, distillé goutte à goutte, de jour en jour. Et puis, au mot près, la tâche de peser les propos du Pr Mohty et de Zora Marjanovic, de traquer l'espoir, de rappeler sans cesse ce « qu'il faut absolument penser à leur demander », d'apprendre les médications, de fréquenter trop de pharmacies. Et encore aller au marché et dans les grandes surfaces pour les courses puisque je ne peux *rien* porter, me soulager de démarches devenues trop pesantes. Faire *à ma place*. L'autre doit accepter pour avenir une *existence cancérisée*.

En cet été 2018, mine de rien, souterrainement d'abord, se redistribue ma vie personnelle. Elle s'est construite entre acrobaties et recherche d'équilibre, quelle que soit l'irruption d'autres amours en plus d'un demi-siècle, quels que soient les joies et les cris, elle repose et reposera jusqu'au bout sur deux liens indestructibles. Léa, et « notre » famille ; Nicole, elle-même. Mais là, la question s'impose. Qui sera auprès de moi, ce qui s'appelle auprès ? Tous les grands malades le savent. Seule une personne dans l'entourage est en mesure d'endosser une telle mission. Celle qui, loin de renoncer à elle-même comme on pourrait le croire, va au bout de sa vérité. Partager de son plein gré le bracelet électronique, renoncer ainsi à une part de ses propres projets, à ses désirs, exige une solidité en béton armé et une abnégation sans limites, comme l'amour qui y conduit. Pour qui est saisi par la maladie, de surcroît inguérissable, il n'y a rien de plus rassurant, de plus doux, de plus précieux que la certitude d'avoir à ses côtés, jour après jour, un être aimé. Ce pas de deux sur une musique des cellules malignes est une figure intouchable. La présence de cette seule et unique personne permet à toutes les autres – qui ne peuvent ou ne veulent pas « se sacrifier » malgré l'amour – d'avoir la certitude que vous êtes pris en charge, entre de bonnes mains, qu'ils continueront, eux, selon leur propre choix, libre. Cela ne peut susciter qu'une infinie reconnaissance de tous ceux qui, quoique vous aimant, ne peuvent assumer un tel rôle. Je suis indignée, au plus profond de moi, quand ce n'est pas toujours le cas.

C'est ainsi depuis si longtemps : Léa, ma très chère « petite », et notre Yaël sont installées de l'autre côté de la planète, en Inde du Sud où jusqu'ici je me rendais une ou deux fois l'an. L'une y passe une partie de l'année avec de réguliers allers-retours, la seconde s'y est enracinée, avec son mari indien et un cinquième enfant, Jai, les quatre aînés, ayant rejoint Paris pour y faire leurs études, dont je m'occupe autant que possible. Comme on dit, la vie d'une grande partie de ma famille est là-bas. Pas un instant je n'attends de ma « Bounette » plus que ce qu'elle me donne avec tendresse et générosité. Ce serait absurde. Nous échangeons presque chaque jour. Son optimisme réaliste revigore, les photos de Jai qu'elle m'envoie par WhatsApp boostent mon énergie. « Quand tu m'as assuré que tu ne perdrais pas tes cheveux, j'ai respiré, j'ai trouvé ça positif. Et puis j'ai un bon feeling concernant Mohty. Je n'ai flippé que quand il t'a déclarée chimio-réfractaire, mais je suis certaine que ce protocole va fonctionner. » Jamais chez elle d'ingérence dans la manière dont je conduis cette affaire : un repos.

La question – quitter l'Inde pour être à mes côtés – se posait différemment pour Léa. Depuis notre rencontre à 20 ans, nous nous donnons beaucoup, énormément, chacune à notre façon très différente dans les éclats de nos deux tempéraments. Là, nous sommes au pied du mur. Nous avons très vite discuté de ce qu'elle allait décider, encore que discuter suppose de peser le pour et le contre. Avant même d'en parler, nous connaissions toutes les deux la réponse. « Comment vois-tu les choses ?

– Il n'y a rien au monde que je veuille plus que contribuer à te sauver en t'apportant ce que je peux t'apporter, tu le sais. Je crois que c'est capital pour toi d'entrer dans une autre logique de vie. Mais je ne me vois pas renoncer définitivement à l'Inde. Yaël est là-bas, mon maître, l'*ashram*, ma vie spirituelle. Et mes livres aussi. Je viendrai, tu viendras, ma Lili. » Aucune surprise et, croyez-le, aucune tristesse non plus, ni d'un côté ni de l'autre. C'est la poursuite de notre façon de vivre ensemble, incompréhensible pour l'extérieur et donc inutile à décortiquer. Une évidence dont il faut tirer toutes les logiques conséquences. Ne mentons pas : le chemin présente malgré tout quelques difficultés…

L'autre évidence du cœur, dans le territoire du cancer, s'impose. Depuis plus de trente ans, Nicole et moi avons tant fait ensemble aussi, différemment. Les années *Nouvel Observateur* pendant lesquelles, rédactrice en chef du culturel, cette folle de musique, d'opéra et de la Callas s'est laissé convaincre de rejoindre notre équipe de une tous sujets ; ensuite, la création d'une lettre confidentielle culturelle, et bientôt la publication du premier journal en ligne, *Proche.orient.info*, que j'ai déjà évoqué, exaltante aventure professionnelle et politique avec nos amis journalistes ; et les voyages, le casino, les lectures. Elle m'accepte comme je suis, calme face à mes défauts et à mes failles qui pour elle ne jettent pas d'ombre majeure sur mes quelques qualités. Comme Léa, à chacune sa manière, Nicole est un socle et un roc. Chez elle, renoncement ou sacrifice sont des mots vides de sens. Au moment où je sais quelle place elle va désormais occuper, quoique je sois souvent malheureuse de lui en imposer tant, sentiment dans lequel se mêlent la certitude d'un abus involontaire et l'humiliation d'en arriver là, pas une seconde je n'évoque la concernant un sacrifice. Pour elle, être là, pour toujours, à jamais, comme dans les serments d'enfance ou les chansons : « une évidence d'amour ».

Chapitre 11

Élisabeth Schemla
Les magnifiques

Je sors de l'eau, glace bleue de la mer portugaise, Méditerranée et océan enlacés, et je m'allonge. Sous moi, un sable nacré d'une finesse de farine, sur mon dos martyrisé les douces caresses d'un soleil de début d'été 2018. Je suffoque de joie, la vie se rappelle à moi, elle me fait signe : « Eh ! Oh, j'existe, saisis-moi comme je te saisis ! » Bouleversante de puissance et de générosité. Mes larmes coulent sur la serviette de plage.

Je te saisis, la vie. Grillades les pieds nus sous la table de bois brut, soirées au casino d'Albufeira, de machine à sous en machine à sous, rouleaux sophistiqués qui jamais n'aboliront le hasard, aussi vrai que le coup de dés de Mallarmé, balades autour du phare de Sagres, nudité pierreuse et brise éternelle de cet extrême-Occident, longues heures excitées devant les premiers matchs de la Coupe du Monde 2018 de foot. Je suis incapable par défaut de concentration et perturbation neuronale de renouer avec ma passion : lire. De retour à Paris – et à l'hôpital où les analyses révèlent déjà un pic monoclonal en nette baisse sous l'effet d'Ikema qui fait battre d'espoir mon cœur prudent –, j'invite des amis et Chaïma Kellil, l'exquise et rigoureuse attachée de recherche clinique dans le service du Pr Mohty, d'Algérie elle aussi, à regarder la finale avec les Bleus. Trépignements, hurlements dans le salon autour d'un couscous « pays » servi sans chichis, découverte d'un jeune prodige du nom de Mbappé, la vie encore et toujours fait pousser les hourras de la victoire. Je me sens légère, portée, une onde de confiance en l'avenir m'envahit. Une ola intime. Et, parce qu'on reste soi-même dans la maladie, un regard grondant et des sentences vaines sur Emmanuel Macron survolté dans les vestiaires, à côté de sa fonction, plus président de club que chef d'État, dans une transe d'autocrate masqué où l'on discerne le bonheur sans garde-fous de la gagne, la volonté éperdument narcissique de jouer au centre et le plaisir intense devant les torses nus.

À peine croyable que Mohty m'ait laissée partir pour le Portugal pendant la première « pause chimio », dès le début de l'essai clinique, alors même que le pronostic vital est mal engagé et la tentative d'en inverser le cours, hasardeuse. J'ai tenté la demande, un peu faux jeton : « Euh… Professeur, rien ne m'interdit de passer ces dix à douze jours par mois sans traitement à tel ou tel endroit n'est-ce pas ?… » Il a vu venir l'oiseau et son perpétuel désir d'envol. Charmant sourire, œil amusé, voix posée comme toujours : « Je vous demande une seule chose, mais je compte sur vous : vous mettez un masque dès l'aéroport, mais surtout dans l'avion, et vous ne le quittez pas une seconde, OK ?! Rien de plus dangereux pour ceux qui n'ont pratiquement plus de défenses immunitaires que ces circuits d'aération foireux en cabine où pullulent bactéries et microbes mortels… Au fait… où projetez-vous d'aller ?… »

C'est épatant, un médecin pareil. Intelligence de chaque malade, capacité à prendre tous les risques, calculés au millimètre près, celui d'un protocole pour vous sauver la vie et celui de la liberté pour la rendre harmonieuse. De ce moment, j'acquiers la certitude que nous allons faire la paire. À chacun son job, pas de triche, ni d'un côté ni de l'autre, mais surtout le plus précieux, un ajustement permanent entre lui et moi, en partenaires qui vont ensemble comme sur une piste de danse. Paradoxe à ce stade, il ne sait pas plus qui je suis que je ne sais qui il est, nous ignorons si nous avons des atomes crochus hors myélome, et c'est le cadet de nos soucis. Je le proclame à tout mon entourage en rigolant, mais sérieuse : « Nous formons un beau couple thérapeutique. » Lancé dans un tango vital.

Cela fait un peu plus d'un mois à peine que le protocole d'essai Ikema a commencé. D'abord par une hospitalisation de deux jours avec perfusion à un train de sénateur, une haute dose de cortisone et une surveillance toutes les deux heures qui font des nuits à l'hôpital un petit supplice : il fallait vérifier que cœur, poumons, reins résistaient à l'assaut. Ils résistent. Le Pr Mohty est passé me voir : « Ça se présente bien... » Il a l'air vraiment heureux, ça fait chaud.

Alors seulement, j'ai pris la direction de l'hôpital de jour, au deuxième étage du bâtiment Robert-André. Désormais, le territoire de mon cancer. Ailleurs, je l'emporte. Ici, je le dépose. Une assurance vie. Un territoire à jamais, un horizon définitivement borné. Deux ascenseurs, un hall, un couloir sur lequel donnent le bureau d'accueil, le poste infirmier et les chambres, le tout clair et propre, percé par les voix des infirmières qui sillonnent en tous sens, les sons des télévisions qui s'échappent par les portes pour la plupart ouvertes, un brouhaha insupportable et rassurant. Avec un oreiller que j'apporte pour caler mon dos, j'entre dans un rituel implacable, un univers codé qu'il va falloir apprendre.

À l'arrivée, entre 9 h 30 et 9 h 45, je passe devant la table roulante chargée de pots de café, de thé, de gobelets et de madeleinettes. Une attention à l'égard de ceux qui ont fait à l'aube des dizaines de kilomètres, parfois plus d'une centaine, en taxi conventionné ou ambulance, pour recevoir leurs soins. Je suis une des rares à ne pas faire halte. Même ceux qui habitent à deux pas se précipitent. C'est comme à la maison, ou même mieux, c'est gratuit et toujours bon à prendre... On me désigne la chambre. Presque toujours la 204 ou la 204B. « Au fauteuil, madame Schemla ! » ou, nettement plus prometteur : « Vous prenez le lit, madame Schemla ! » Je jauge d'un coup d'œil en entrant les deux compagnes de route. Nous sommes généralement trois par chambre, femmes et hommes n'occupant pas les mêmes. J'en ai d'abord été choquée, prête à me révolter contre l'orthodoxie pratiquée à l'Assistance publique, mais j'ai très vite compris le bien-fondé de la disposition. La plupart des hommes ne savent pas pisser sans en mettre partout dans la petite salle de bains – « peut-être un détail pour vous », comme le chantait France Gall, « mais pour nous ça veut dire beaucoup », en cellule tout importe – et puis montrer son ventre, ses seins... La promiscuité n'est pas de même texture entre les unes et les autres. La première fois, à constater que nous sommes trois, un haut-le-cœur. Des odeurs et des respirations partagées, parfois des ronflements. On s'habitue.

Une infirmière s'approche : « Comment ça va ma belle, aujourd'hui ? » D'où vient ce « ma belle » qui s'adresse à des femmes qui ne le sont plus, la moyenne d'âge tirant vers le senior, voire le senior plus ? Qui a suggéré cette gentille mais bébête appellation infantilisante à souhait ? Il faudra que je le demande au professeur. Quelques semaines à être piquée tant et plus, à bavarder, permettent de savoir quelle main vous convient ou vous rebute, quelle personnalité s'accorde à la vôtre. Détestable, la logorrhéique qui vous assomme avec ses problèmes banals sans se préoccuper un instant des vôtres, autrement plus sérieux. Ou la maladroite qui martyrise vos veines. Très rares, celles-ci se sont trompées de métier, et le savent. Mais toutes les autres dans cette équipe : une bénédiction. Pas une conversation de chambrée qui ne leur rende hommage. Enfants malades, problèmes avec le mari ou le compagnon, parents mal en point, soucis d'argent, difficultés dans le travail : seuls des yeux cernés ou un teint pâle trahissent leur tourment. Comme le spectacle pour les acteurs sur les tréteaux, pendant les emmerdes, le soin continue ! D'emblée, j'apprécie beaucoup l'une, un pilier de la brigade du sang avec qui j'aime parler livres : « Mais comment faites-vous pour avoir toujours le sourire, de la gaieté dans la voix et toutes ces petites attentions qui font du bien ?

— On n'est pas là pour vous enfoncer, il ne manquerait plus que ça, vous en avez déjà bien assez sur le dos avec la maladie, on est là pour vous alléger le fardeau ! » Peu à peu, une familiarité s'installe. C'est qu'elles intègrent votre existence, ces soignantes, comme on dit maintenant. Des personnages du territoire.

Premiers gestes sur « la belle » : prise de la tension et de la saturation de l'oxygène dans le sang. Je n'ai jamais rien compris à la tension et m'en fiche. Je « sens » que ce n'est pas une affaire. L'oxygène en revanche, j'y tiens. Doigt pris dans l'aimable pince de plastique, je surveille sur l'écran le résultat comme le lait sur le feu. Il ne s'agit pas seulement d'être au-dessus de 95 sur 100 mais au plus près de 100. On a les challenges qu'on peut.

À 99, je pousse un profond soupir de satisfaction, la certitude d'une mince mais réelle victoire. Pour pratiquer depuis longtemps avec plus ou moins de régularité et d'intensité les techniques traditionnelles du yoga du souffle, j'ai la conviction que les cellules malignes n'aiment pas l'oxygène. Plus on en apporte au sang, moins bien ces saletés se portent. Chaque fois que je lâche sur les respirations, le taux baisse. Pas scientifiquement approuvé me lancerait le Pr Mohty, mais empiriquement prouvé, docteur.

Maintenant, l'infirmière passe aux prélèvements obligatoires qui, au début de chaque session mensuelle, le jour 1 du protocole – lequel s'étale sur deux jours d'affilée hebdomadaires pendant deux semaines –, comportent l'électrophorèse. Elle estampille le niveau du pic monoclonal. Cliquetis de la multiplicité des tubes, huit au total. Les veines, dans un premier temps dociles, bientôt protestent, roulent, se rétractent, affolées par l'aiguille. « Ça suffit ! » crient-elles. Mais elles doivent obéir car je me suis juré que jamais on ne me poserait un cathéter. Déjà qu'il y a la voussure, vous imaginez le sexy en décolleté ou en maillot de bain… Tube après tube, je regarde toujours mon sang couler, d'un beau rouge, rien ne le distingue d'un sang sain. Bizarre.

Une fois cette tâche effectuée, le temps est suspendu. Rien ne sera mis en route avant la visite de Zora Marjanovic. La cheffe de l'hôpital de jour est une grande femme qui en impose, cheveux châtains mi-courts, yeux mordorés, un char d'assaut contre le sang malade, lancé dans le couloir, téléphone à portée de main, effectuant une visite, donnant les ordres, exigeant un résultat, pestant contre un retard, inlassable, intransigeante. Indémontable. Elle mène son monde à la baguette, refuse toute connivence de mauvais aloi avec les malades, garde cette distance responsable que ne savent plus tenir tant de médecins. Avec elle, jamais de transfert d'angoisse qui en rajoute une louche sur la vôtre. Mais l'application stricte des traitements par une hyper-compétente. Froide, prétend-on. C'est ne pas voir son sourire exquis ni toutes les émotions d'une nature balkanique ardente passant dans un regard qui converse. La Dr Marjanovic ne peut tout simplement pas perdre de temps, faut que ça roule, les malades doivent l'accepter, condition *sine qua non* de l'exceptionnelle qualité de sa prise en charge malgré des difficultés à n'en plus finir au règne hargneux du « Moi je » et de la stupidité administrative. En quelques minutes, elle doit avoir fait le tour de votre situation pour valider le traitement. Elle est là devant vous, vous ne pouvez pas lui échapper, il faut dire vite et bien. « Alors madame Schemla, où en êtes-vous ?

— Eh bien docteure, je suis incontestablement essoufflée quand je marche ou monte un escalier et j'ai du mal à récupérer… Et puis j'ai les jambes agitées comme si des serpents couraient sous ma peau, d'ailleurs, regardez, mes mollets battent tout seuls… Savez-vous auquel des médicaments sont dus ces effets secondaires ? » Ça, ça se passe devant les autres. Pas de malaise, propos convenable. Mes deux voisines, d'ailleurs, n'écoutent pas vraiment. Pour nous protéger, nous cherchons immédiatement à dresser un mur contre le son de l'autre. Malgré tout, malgré la télé allumée, ces dames entendent. Comme j'entends lorsqu'elles doivent raconter avec plus ou moins de délicatesse ou de complaisance dans ce huis clos aux fenêtres verrouillées leurs diarrhées, leur pipi difficile, leurs vomissements, leur épuisement inquiet après une greffe de moelle, leurs douleurs pleines de ressort. Aucune malade ne l'avouera mais pendant cette consultation, dans son for intérieur, ou elle se réjouit : « Ouf, heureusement, j'échappe à toutes ces horreurs ! » ou elle se rassure : « Ah je ne suis pas la seule, donc c'est normal !… » Les conversations ensuite, comme débloquées par l'échange avec Zora ou un autre médecin, s'étalent comme le détroit du Mékong. J'y participe peu, j'écoute tout, en journaliste plus qu'en malade. Je dresse l'oreille quand déborde le trop-plein de solitude. L'aide-soignante : « Vous prenez le déjeuner, madame ? » Ma voisine immédiate : « Oui je veux bien… Ça me fait un repas chaud, je n'ai plus le courage à la maison. » Les greffées parmi lesquelles plus de jeunes, enturbannées, les cheveux sont tombés, ont en commun la pâleur craie de l'anémie et des traces d'enfer dans les yeux, qui cherchent goulûment la vie sans y croire encore tout à fait.

Une greffe, décidément, jamais. Je suis plus attentive encore quand la malade de mon âge me dit qu'elle est sous le même protocole que moi, donc l'une des trois cobayes du professeur. « Pour moi, ça s'est mal passé d'abord. J'ai fait une réaction pulmonaire très grave et il a fallu m'hospitaliser en urgence. » Dans tous les cas, cette transparence des maux pèse lourd. On se résigne.

Vers 10 h 15, 10 h 30, en route pour cinq heures, cinq heures et demie de « perf », comme disent les infirmières, dans le fauteuil ou un lit, attachée à l'arbre d'où pendent les poches, sonnette à portée de main pour alerter quand l'une a fini de passer. Nous découvrons aussitôt chez moi une hypersensibilité à la polaramine qu'on vous injecte pour éviter au corps de prendre feu sous les flammes de la chimio. Je tombe dans un sommeil profond puis dans un état d'apesanteur qui ne me quitte plus. Le cerveau suit. C'est triste, tout ça. Un chagrin.

Alors quand Chaïma Kellil entre dans la chambre ce jour 1 avec un ordinateur portable, au-delà de l'abrutissement, j'ai la rébellion à l'âme toute prête. « Je suis désolée madame Schemla mais durant toute la durée du protocole, à chaque début de session, je vais vous embêter avec un questionnaire de suivi du patient, un peu long, qu'exige Sanofi comme tous les laboratoires pour les protocoles d'essai. C'est pour savoir où vous en êtes, comment vous réagissez physiquement et psychologiquement à la chimio.

— Va pour le questionnaire, Chaïma. »

Je m'attends à tout après les multiples formes annoncées d'une mort possible dans le document de consentement. Ah qu'il m'aime, le Sanofi, qu'il se préoccupe du moindre de mes comportements, changements, sommeil, nourriture, libido, relations sociales, concentration, et patati et patata. Pourtant, je ne sens guère d'empathie. Juste une glaciale mécanique. Haussement d'épaules. Soudain, cette question : « Avez-vous peur de mourir ? » Oh Sanofi, tu te fous de ma gueule, non ? Qu'est-ce que ça peut te foutre que j'aie ou pas peur de mourir ? Quels médiocres êtres sont allés chercher une question pareille ? Pas honte, toi, Sanofi, de maltraiter comme ça les malades sous prétexte qu'éventuellement tu les sauves ? « Avez-vous peur de mourir ? » Non mais quel cynisme ! Bref, je grimpe aux rideaux devant Chaïma, navrée et impuissante. Puis, toujours vent debout, je m'en ouvre un moment plus tard à Élisabeth Lambert-Genestre, l'infirmière protocole à la sagesse audacieuse qui, d'un hochement de tête, approuve mon courroux. Je peux tout dire à ces deux femmes, un Ikema team de rêve. Bien sûr, il n'y coupera pas, j'en parlerai au Pr Mohty, de ce « avez-vous peur de mourir ? ».

Les minutes suivent les minutes, plus aucun désir ne vous habite, la bouche est sèche, le bout de la langue commence à piquer fort, les dents s'enlisent dans le temps chewing-gum, il emporte tout votre être dans la mastication désespérante de chaque seconde. Vers 16 h 45, après sept heures d'ambulatoire, un dernier rinçage. Devinez ! Pour « nettoyer » du Napalm : Zometa qui reconstitue l'os, dexaméthasone qui bloque les inflammations et amplifie l'effet de la chimio proprement dite, Carfilzomib et anticorps.

Enfin, c'est la quille ! Vous sortez de là et vous vous demandez : qui suis-je, où vais-je, crois-je en Dieu ? Genre Jacques Chancel pour ceux qui se souviennent de l'époque, ce qui était quand même plus intéressant que le « avec qui tu baises ? » ou « tu les aimes comment ? » en vogue millénium. Entre les différents bâtiments de l'hôpital, sur les bancs des espaces verts, chacun passe aux aimés le même coup de téléphone : « Ça y est, je sors, tout va bien ! Le docteur m'a dit… » Rentrer chez soi, à 1,9 kilomètre, précise l'iPhone, ressemble à un parcours en scaphandre. Les passants, les voitures, les magasins : comme un film qui se déroule devant vous, hors de vous. Une joie sur le chemin, la merveilleuse librairie Book Off. S'y arrêter, puiser la force de regarder tant de titres, choisir juste avec l'instinct parce que plus rien ne fonctionne normalement dans la tête, enfin porter la lecture de la semaine jusqu'à la maison. Rentrer, épuisée, le teint gris, le lit comme récompense. Demain matin, direction Saint-Antoine. Ça recommence.

Chapitre 12

Élisabeth Schemla

Je vole, vole, vole… je danse, danse, danse, je fais comme je sens

« C'est pas facile de regarder la vie dans les yeux
[…]
Vole vole vole
[…]
Et regarde où va le vent
[…]
Vole bien le temps qu'il te reste maintenant
[…]
Danse, danse, danse
[…]
Danse, danse, danse
[…]
Danse, danse, danse
Fais comme tu sens
Danse, danse, danse
Fais comme tu veux[1] »

1. Véronique Sanson, *Celui qui n'essaie pas*, Piano blanc éditions musicales, 1979.

Et je danse dans le salon, j'épouse les vibratos de Véronique Sanson, yeux fermés, sourire aux lèvres, je me fonds dans son rythme, emportée par sa folie de grande musicienne qui brûle depuis toujours la chandelle par les deux bouts, de faille en faille. Elle ne pouvait pas faire autrement. Même s'il est déjà là, tapi, aux aguets, elle ignore encore que le cancer va la prendre à la gorge, voudra lui casser la voix. Elle chante. La musique, qui m'était devenue aussi impossible que la lecture, je la retrouve enfin. Quelle joie ! J'aime la chanson. Quelques notes, trois paroles, un refrain, une histoire entière racontée en une poignée de minutes, magie d'un art qui fait écho avec simplicité aux subtiles nuances et aux profondes béances de l'intimité – quel amour n'a pas « notre chanson » ? Elle accompagne chaque émotion, chaque situation. Elle entraîne aussi à la révolte, à la résistance plus sûrement que les discours – aucun air, paroles ou musique ne me donne la chair de poule comme *Le Chant des partisans* –, elle définit en si peu de mots un être ou une nation. La musique, seule universalité. La vie est chansons. Je danse.

Contrebalancer le « c'est trop long, tout ça... », ces moments où le « c'est sans fin, ce cancer » vous aspire. Ne pas céder d'un pouce. Malade, ne pas devenir la maladie. Continuer à vivre le plus normalement possible. Aménager, guère plus. Alors, puisque le pic, ce sommet qu'il faut faire descendre, est en baisse, proche de zéro même – cher professeur, je vous dois mes jours et ce qui va suivre –, je m'adonne entre deux chimios, malgré la fatigue et les embûches, à tout ce que j'aime : l'écriture, la politique, les voyages, la peinture.

Contrairement à tant de malades obligés de quitter leur travail – j'ai le souvenir d'un chirurgien dermatologue me disant, sa serviette de cuir posée sur son bureau : « Vous êtes ma dernière consultation » –, ou de tricher dans leur entreprise pour ne pas perdre leur emploi, j'ai conscience d'avoir un atout considérable : écrire, quoi que l'on écrive, quel que soit son talent, est d'abord une nécessité, ensuite une liberté. Un stylo et un ordinateur, à n'importe quel moment, n'importe où. La maladie ne peut même pas empêcher le chef-d'œuvre, contre son gré elle en est parfois l'auxiliaire, quand elle sert de meilleur prétexte pour s'isoler des autres s'ils vous vrillent les nerfs et vous empêchent. Je ne connais pas d'épopée littéraire plus fascinante que celle de Proust, entre ses murs capitonnés de liège, capture d'impressions, caféine, fumigations, morphine et opium, dans son banal lit de laiton, devenu « la nuit, son espace d'écriture », jusqu'au bout de *La Recherche*.

Je fais feu de tout bois. Je poursuis, comme si de rien n'était, une analyse politique hebdomadaire sur une radio. Voilà que par ailleurs il faut redonner à *L'Arche*, une revue intellectuelle et culturelle juive cinquantenaire, le lustre qui a été le sien, quasiment la refonder. Drôle, comme la chance a été si souvent au rendez-vous dans ma carrière. Je sais le travail et les efforts que va me demander le rôle de conseillère éditoriale. Mais l'occasion, fruit de l'amitié, est trop sympathique. Entre deux chimios à Saint-Antoine, tantôt en surmontant une fatigue extrême, tantôt avec une fougue intacte, je rédige aussi dans ses colonnes des éditos, pas vraiment mon exercice de prédilection, et de longs articles sur les mutations en cours dans nos sociétés, obsédée notamment dès 2020 par les dangers du wokisme.

Un autre désir s'est emparé de moi, un peu foufou : je veux renouer avec le reportage. Cet espace de bonheur exige une préparation. Telle quelle, je ne suis pas en état. L'exercice, dont le public ignore tout comme si l'envoyé spécial se résumait à son article ou à son direct, est aussi physique qu'intellectuel. Il faut « monter son sujet » au prix parfois d'infinis coups de téléphone dans une langue étrangère, de rudes négociations, arpenter le terrain, se plier à pas d'heures, préparer les entretiens, réagir au quart de tour à certains propos, enfin écrire, une tension permanente qui pompe votre énergie, un engagement de l'être dans sa totalité. Une responsabilité. Mon corps tiendra-t-il, que suis-je encore capable de faire avec lui ? Mon cerveau me fait peur, je doute secrètement de sa vigilance. Son acuité reste-t-elle intacte alors qu'il subit les assauts du tsunami chimique qui emporte çà et là comme des fragments de conscience ? Avant de me lancer dans l'aventure : me remettre à neuf. Je passe en Inde un mois dans l'*ashram* de Bangalore en compagnie de Léa, aussi attentive qu'attentionnée, pour me « nettoyer » d'Ikema. Soins doux et intensifs de la médecine ayurvédique pour les cancéreux, d'où je reviens allégée. L'énergie vitale circule à nouveau, fluidité dans les poumons, le cœur, les reins, les intestins, mon sang comme revigoré, l'oxygène au plus haut. Dans le service de Saint-Antoine, à mon retour, les infirmières veulent tout savoir de ce « miracle ».

Je dois profiter de ce que le Pr Mohty me libère de la transgression : j'ai sa bénédiction pour me déplacer. Pas de doute pourtant, le risque reste immense d'outrepasser mes forces et de me voir dès lors confrontée à mes nouvelles limites, de devoir entrer dans le renoncement. Ce risque, je le prends. L'euphorie à 72 ans de refaire ses valises, vérifier billet et passeport et le sac de médicaments, de retrouver l'odeur du kérosène en montant dans l'avion vers une destination à valeur ajoutée politique, de s'installer dans une chambre d'hôtel pour travailler ! Le tourisme pour le tourisme m'a toujours ennuyée. Je pars pour la sublime Budapest, enquêter sur « la dictature douce de Viktor Orbán » en pressentant qu'elle deviendra très vite dure, un modèle pour une partie des Européens. Après dix ans d'absence, je retourne aussi en Israël qui vient de passer une décennie sous Netanyahou pour constater que les Palestiniens, pour toutes sortes de raisons, ont probablement perdu leur dernière chance d'avoir un État, sauf à ce que le Hezbollah et l'Iran parviennent à rayer de la carte le « foyer juif ». Très vite, la rassurance : les réflexes et le flair restent inchangés. L'aventure comme avant. Ou presque. Nicole m'accompagne, je m'appuie à son bras. Grâce à elle, je renoue avec ces échappées libres, le sel sur le concombre, comme l'écrivait Albert Cohen à propos des Juifs. Surtout ne pas comparer l'époque du pas vif, du corps délié, de la patience sportive en n'importe quel endroit de la planète et celle, aujourd'hui, du fauteuil roulant dans les aéroports. Passer outre l'émotion d'être réduite à un organisme tassé, incapable d'affronter les successions de queues de l'enregistrement à l'embarquement, que l'on trimbale jusqu'à la cabine en vous appelant « ma p'tite dame ». Moi, une « personne à mobilité réduite ». Image de ma mère la première fois qu'il lui a fallu en passer par là, à plus de 100 ans, riant de cette « mésaventure » mais au visage l'orgueil de quelque l'on ne berne pas. La fin. Bientôt, je n'aurai plus besoin du fauteuil, m'a dit l'orthopédiste. Une certitude : si je devais un jour y être condamnée, je sais quelle décision je prendrais. Comme pour la greffe, jamais ça. Mais pour l'instant... Je vole.

Du fauteuil à la chaise. Après une longue absence, j'ai repris la mienne autour de la table municipale à Trouville. En tordant la vérité. À chacun, j'ai raconté que j'avais « des vertèbres brisées par une forte ostéoporose décelée trop tard » et basta ! Vous m'imaginez, supportant le regard curieux, faussement compatissant et les cancans des élus, ces « chers collègues » que je bouscule tant et plus depuis 2014 à longueur de commissions, leur mauvaise satisfaction à me savoir affaiblie ? Je prends très à cœur le mandat de conseillère d'opposition dans la cité de chaluts et de sable qui a enchanté Dumas le premier, où Flaubert s'est pâmé devant Élisa Schlésinger, sillonnant le quai dont la pharmacie, où il a habité quelque temps à l'étage, en face de la poissonnerie, lui a inspiré dans *Madame Bovary* l'officine d'apothicaire de M. Homais qui se voulait « pharmacien » en son « laboratoire ». La terre, le vert dans toutes ses nuances les pieds dans l'eau, et la mer épousés dans des lumières et des ciels aussi versatiles qu'éblouissants. Contre toute attente, c'est au pays des pommiers et de la crème fraîche en bord de plages que la « fille d'Alger » a posé les valises de l'exil. J'y ai dispersé au large de la jetée les cendres de ma mère, emportées par le ressac, m'abandonnant au vent. La volonté de laisser là une marque me taraudait. Tâter du suffrage universel me trottait dans la tête. Et puis, confronter le « y a qu'à faut qu'on » des journalistes au réalisme gestionnaire : le défi valait le coup. J'ai plongé dans le mode de scrutin le plus antidémocratique de France dont on ne parle jamais, et surtout pas les maires, bien sûr – par quel cerveau socialiste tordu a-t-il été conçu ? Pour découvrir que l'opposition est une école de patience et d'impuissance.

Pourtant, avec l'aide de Jack Lang et de mes deux compères et amis élus, j'ai au moins réussi à faire classer le bâtiment du casino dont Barrière a vandalisé le théâtre à l'italienne et la superbe salle de *baccara*. Une victoire contre le maire de Trouville qui s'était rendu complice du saccage. L'indéboulonnable premier magistrat est un renard d'une intelligence souple et d'une duplicité aiguë. J'étais une nouvelle venue aux côtés des « historiques » qui le soutiennent servilement tant il dépense aux frais du contribuable « parisien » pour leurs familles, leurs besoins et leurs caprices. Très vite, sang froid contre sang chaud, nous nous sommes tacitement réjouis d'être de furieux ennemis. Nous jubilons sous cape de nos joutes oratoires, des coups tordus que nous nous faisons, un prêté pour un rendu. Les dossiers sont sérieux mais le conseil est un théâtre où nous nous donnons la repartie avec gaieté. Malgré le cancer, rien de changé, ni à ce jeu de rôles, ni au travail. Je n'ai pas perdu la main. À Trouville, comme avant. Je danse.

Et je vibre à Madrid, encore, toujours. Je voulais absolument revenir sur le lieu de ma mémoire, un de ces espaces-temps où tout est cohérence. Pendant dix ans, plusieurs mois chaque année, de la fin du franquisme et du dernier garrotté de Franco en 1975 jusqu'en 1984, une fois la transition effectuée entre le dictateur et les démocrates, la gauche ancrée avec Felipe González et la Movida triomphante dans toute l'Espagne, notamment avec Pedro Almodovar – deux jeunes de ma génération interviewés alors qu'ils n'étaient encore que promesses –, j'en ai arpenté tous les trottoirs, j'y ai rencontré tous ceux qui ont mis en route l'Espagne moderne et européenne. Sous ma plume, soutenue par Jean Daniel, comme moi convaincu de l'importance déterminante du roi Juan Carlos, *Le Nouvel Obs* a changé sa ligne, ainsi que sur l'organisation terroriste basque ETA dont le journal était jusque-là un soutien idéologique. J'ai vécu à Madrid une enivrante passion avec un seigneur du journalisme, échanges politiques ardus, fous rires, corridas, cigares Toscani et alcool sec de Chinchón. Aucune nostalgie pourtant en vaine quête de traces dans ce retour alors que la mort menace. L'urgence : revoir quelques chefs-d'œuvre lovés en moi comme un être chéri. Mohty m'a octroyé neuf jours, pas un de plus, entre la dernière perfusion et la suivante à la chambre 204 ou la 204 bis. « La canicule, dans l'état où je suis, ce n'est pas embêtant ?

— Que je sache, le musée du Prado est climatisé, non ? Mais… le masque dans l'avion s'il vous plaît ! » Ce médecin est décidément une chance, un privilège. Avoir l'intuition qu'une peinture peut avoir presque la même efficacité qu'un anticorps me bluffe d'autant plus que je le soupçonne, quoique ne le connaissant pas encore bien, d'être un obsessionnel qui prend des avions exclusivement pour des congrès de spécialistes du sang malade.

Défaite par la fournaise de l'été qui parvient à incendier la chimio dans mes veines, suspendue au bras de Léa – douceur d'un voyage comme nous n'en avions plus fait depuis longtemps –, accrochée à une bouteille d'eau minérale, j'ai l'air d'un bateau ivre dans les salles du Prado. Impossible d'en parcourir les kilomètres, pardonnez, maîtres, ma grossièreté. Mais j'échappe ainsi au sang. Que de sang, mon Dieu, que de sang dans vos œuvres ! Déjà chez les préhistoriques des grottes… Puis, vous nous avez offert, de chef-d'œuvre en chef-d'œuvre, des siècles de sang du Christ, du sang des martyrs, des sacrifices, des siècles de sang des guerres, du sang des massacres, des exécutions, des siècles de violence et de terreur que le sacré et le profane main dans la main engendrent, vous leur avez fait une éternité au rouge, qui avec vous était encore une couleur. Avant de devenir une matière. C'était au siècle dernier, celui du chaos absolu, de l'Homme Salaud, et vous avez alors interrogé le sang pour lui-même, énigme totale, fascination pour la mort et l'érotisme de l'artiste rescapé ; le sang et les chairs sanguinolentes examinés comme le font les chirurgiens, à la recherche ici d'une impossible réponse, comme s'ils pouvaient témoigner de cet entre-deux entre la vie et rien. Le flot a coulé de votre pinceau jusqu'à signer vos toiles avec votre propre sang, nous jetant à la face que l'œuvre et l'artiste ont le même ADN, revendication du moi tragique qui supprime toute distanciation telle qu'elle était encore possible à contempler vos œuvres. Comme vous êtes de votre époque, alors que Courbet partait à l'origine du monde dans le tableau le plus osé qui ait probablement jamais été peint avec un pinceau délicat et avec humilité, vous préférez pour percer ce mystère les giclées pourpres sortant de trous et de cavités noirs, les règles des femmes, qui continuent à vous terroriser. Je suis revenue au Prado pour vos contraires, des toiles sur les thèmes éternels qui vous font un clin d'œil d'une salle à l'autre, devinez pourquoi... pas de sang sur elles ! Il y faut encore plus de génie, soyez beaux joueurs, convenez-en.

Tant de fois je me suis plantée devant *Le Chien* de Goya après la découverte de cette œuvre qui m'avait si profondément troublée. Le sourd sur la fin de sa vie l'avait peinte sur le mur de sa chambre et fait voler en éclats tous les codes picturaux, même les siens, pour cet autoportrait d'un état intime, l'homme au bord de la mort revenu à son état d'animal, et le plus démuni. Un immense fond de bruns, tout en hauteur, plus sombre tout en bas, coupant alors l'espace en une diagonale sur laquelle repose une tête de petit chien noir au corps invisible. On devine que l'animal est irrésistiblement happé, tiré par les pattes vers la mort. L'œil, résigné déjà, sera bientôt tout à fait vitreux, aussi bouleversant que le cri silencieux de l'Ève de Masaccio. Une retenue de manière pour une quintessence. Une métaphore du destin, une épure de notre condition, détresse, effroi, impuissance, solitude. Ce petit chien innocent vous bouleverse, vous voulez le tirer de là, au moins lui caresser la tête pour adoucir l'inéluctable trépas, vous êtes étranglé d'émotion, vous savez que vous ne pouvez rien. Il en sera ainsi jusqu'à la fin des temps. C'est peint.

Je ne crois pas que je reviendrai à Madrid, aussi, je m'arrache littéralement au tableau, me retourne pour lui jeter un dernier regard. Je prends l'ascenseur, sas de décompression émotionnelle, pour Zurbarán et son *Agnus Dei*. Je donne tous les Christ en croix, couronne d'épines, poitrine percée de flèches, mains cloutées, sexe caché par le linge blanc, yeux au ciel, pour cet agneau sur fond noir et gris. Les quatre pattes sont ligotées ensemble. La vie est encore là, dans la précision naturaliste de l'infinité de boucles laineuses et toutes les nuances du blanc aux beiges, mais le cou aplati sur l'autel annonce la soumission au bourreau, et le museau, la tranquille acceptation du sacrifice. En l'occurrence, celui de Jésus pour l'humanité. Une inscription sur la toile reprend l'Acte des Apôtres : « Comme une brebis, il fut conduit à l'abattoir ; comme un agneau muet devant le tondeur, il n'ouvre pas la bouche. » Suggérer sans rien décrire, pas de corps, pas de visage humain, pas de sang. Malgré les racines bibliques, Zurbarán, plutôt que l'illustration, a choisi l'allégorie pure. L'Agneau ou l'essence du sacrifice accepté. Un prodige, à vous tirer des larmes. Tout est peint.

J'ai gardé pour la fin de la visite *Le Jardin des*

délices. Je vais souffrir un peu à devoir rester trop longtemps debout. Cette œuvre unique dans l'histoire de la peinture exige un temps long, je n'en connais pas d'autre qui en réclame autant et encore avons-nous la certitude de ne jamais en faire le tour. Un recoin, un détail nous ont forcément échappé, nous procurant la surprise renouvelée de la découverte. Je n'ai cette fois-ci d'yeux que pour la partie centrale du triptyque de Hieronymus Bosch, je délaisse si j'ose dire le Jardin d'Éden et l'enfer pour cette profusion inouïe de corps d'hommes et de femmes blancs, noirs, dans une multiplicité de scènes sexuelles suggérées mais jamais abouties, à nous d'y projeter la suite, scènes les plus invraisemblables qu'on puisse imaginer même sans tabou, d'animaux réels et fantasmagoriques, monstres et diables symboles, de fruits énormes fraise, cerise, mûre, arbouse, parties prenantes du « péché ». Dans ce panneau central la tentation, la séduction, l'implacable testostérone des hommes qui les conduisent à tous les débridements, les orgies, l'amour aussi, la fertilité et l'abondance balayent tout le domaine de la luxure et de l'érotisme.

Je sais bien pourquoi je reste là, fascinée. Et triste. Si triste. Ni les médecins qui nous soignent, ni les amis qui nous entourent ne se risquent à nous poser de questions sur les transformations de notre univers sensuel et sexuel. Comme si le corps malade était concerné par tout, sauf ça. À peine se sont-ils arrêtés par exemple sur ma perte du goût et de l'odorat, d'un jour sur l'autre. Un choc. Deux sens aussi capitaux, qui vous procurent plaisir et joie de toutes sortes, s'en vont sans soulever la moindre empathie. Tout s'affaiblit en vous. La séduction – à laquelle je ne renoncerai jamais, je crois – n'est plus là que pour vous démontrer que vous êtes toujours debout, vous rassurer : « Ça au moins, ça marche encore… » C'est le cas, mais le désir a disparu. Je suis bien convaincue pourtant qu'il n'est pas une question d'âge. Il n'a pas résisté à la malignité des cellules et des traitements. Au moins restait-il les fantasmes. L'imagination libre du désordre, du chaos, de la violence qui ne fait aucun dégât, au contraire mène au plaisir. Qu'elle est lourde, la peine qui me saisit devant ce tableau de Bosch ! Je dois faire face à cause de lui à l'avant-goût le plus sérieux de la mort, je suis contrainte devant la puissance de l'œuvre à en convenir : après le désir, les fantasmes aussi m'ont délaissée. Ils ont déserté.

Dès le lendemain, la page était tournée. J'ai pénétré en fin de matinée dans un jardin de délices, celui de la maison-musée andalouse en plein cœur de Madrid de Joaquín Sorolla, que je n'avais jamais visitée. Au milieu de ses meubles et de son atelier, la plupart de ses œuvres sont accrochées. Éblouissement devant ce peintre du blanc d'où, comme une réverbération, procède la lumière. Rides sur la mer autour des enfants nus, brise dans les robes et les ombrelles, toujours le mouvement vital. Une « mère » et son nouveau-né, la douleur de l'accouchement déjà oubliée, endormis à un mètre de distance, tournés l'un vers l'autre dans l'immensité du drap blanc, nul n'a peint de façon aussi bouleversante cette proximité sans pareille, déjà porteuse de la séparation acceptée. Sorolla, le maître de la tendresse, regard doux sur tous les êtres, sans jugement, sans démonstration, le pinceau d'un peintre heureux. En sortant de là, dans un restaurant à côté, j'ai bu comme un élixir de vie un blanc glacé. Je danse… je vole.

Chapitre 13

Mohamad Mohty – Élisabeth Schemla

« Professeur, je prends le risque, j'ai décidé de sortir du protocole »

Rémission. « Et maintenant, qu'est-ce qu'il se passe avec ce protocole qui a si bien réussi ? » Quand j'ai posé la question par téléphone au Pr Mohty, sa réponse m'a d'abord laissée sans voix : « On continue sans rien changer jusqu'à la fin de l'essai clinique, c'est un traitement prévu pour être donné non-stop…

— On continue comme ça, cet enfer, malgré la rémission, sans aucun aménagement, sans aucun allégement du protocole ?

— Oui, à moins que vous décidiez d'en sortir. C'est votre liberté. »

En ce jour de juillet 2019, nous revoici face à face dans un bureau de consultation exigu à l'étage de l'hôpital de jour. Rendez-vous gravité. L'un et l'autre savons que nous nous apprêtons à avoir une conversation déterminante, un échange difficile. Presque douloureux probablement pour nous deux.

J'ai bien compris lors de notre échange téléphonique ce qui allait se passer, je commence à la connaître et j'ai senti l'oiseau venir. J'ai d'abord eu une grande angoisse. Oui, une forte angoisse. Pour l'instant, alors que c'était si mal parti, elle s'en sort remarquablement bien. Mais elle va tenir son cap et me compliquer une tâche déjà compliquée. Je m'y suis préparé, je vais devoir affronter, entendre et surtout comprendre sa colère. J'entends déjà ses mots, je les attends. Elle sait choisir les mots justes. Et puis je suis désarmé quand, au fond, je suis conscient du bien-fondé de sa souffrance.

« Professeur, vous vous en doutez, j'ai beaucoup réfléchi. Vous m'avez tirée d'une passe difficile, ma reconnaissance est infinie, ce ne sont pas des paroles en l'air. Mais je suis très choquée que dans ce protocole, une fois que la patiente que je suis voit son pic monoclonal descendre à 0, une fois le cancer *a priori* maîtrisé, on me refuse toute modification d'un traitement aussi lourd, aussi dur. Je vous en ai entretenu plus que de raison : la cortisone à haute dose me mine, me ronge, me délabre. Je la hais. Et puis, on ne m'offre pour perspective sans fin que de poursuivre ces deux jours d'hôpital hebdomadaires qui me laissent exsangue et surtout sans aucune possibilité d'avoir et de réaliser un quelconque projet. Ce n'est pas une vie, mais une petite mort à laquelle il me condamne, juste pour pouvoir mener à bien une étude jusqu'au bout, dont le concept est le traitement continu, c'est-à-dire jusqu'à ma mort. Vous vous souvenez de cette phrase indécente dans le questionnaire aux malades : "Avez-vous peur de mourir ?" Évidemment, si on suit ce que préconisent ces gens qui se contrefichent du vécu des malades, il y a de quoi avoir la trouille. Je sais que vous n'aimez pas le terme, mais si ce n'est pas être un parfait cobaye, alors je n'y comprends plus rien ! J'ai écouté tous les conseils de sagesse de mon entourage. Là, la sagesse serait une soumission. Alors, voilà, je suis navrée, je suis venue vous dire que j'ai pris la décision de sortir du protocole. J'en assume le risque, tout le risque.

— Bien... Comme je vous l'ai dit au téléphone l'autre jour, c'est votre liberté. Vous avez le droit absolu de l'exercer pleinement. Je vais donc vous faire sortir du protocole, c'est entendu.

— Je vous remercie de me faciliter les choses, professeur, de m'alléger.

— Je sais que votre malaise est sérieux, que vous en souffrez. Il y a bien longtemps que j'ai gommé de mon esprit le concept du malade capricieux. Votre interrogation sur la suite est licite, mais au regard de la science il faudrait vraisemblablement poursuivre. Vous touchez du doigt la difficulté de tout protocole, sa rigidité, son fondement même. Vous comprendrez qu'en tant que médecin je ne les vois pas forcément comme des inconvénients mais parfois comme des nécessités pour arriver à un résultat robuste, imparable. La garantie que le traitement validé pourra sauver ou du moins améliorer d'autres vies. Vous imaginez ce que vaudrait un essai clinique s'il fallait faire à la carte pour chacun ! Vous recevez un protocole redoutablement efficace, une combinaison de produits qui marchent bien chez vous, nous sommes une équipe qui gagne. Mais je n'ai rien à vous objecter. Je vous ai toujours dit qu'un médecin doit savoir concilier la science et l'humanité dans l'approche médicale. Que moi-même, mis devant tant de lourdeurs, en pesant le pour et le contre, je serais comme vous. Mais il ne faut pas le crier s'il vous plaît.

— Expliquez-moi. Pourquoi ne pouvez-vous pas discuter avec les responsables du protocole pour le changer ?

— Parce que ma marge de liberté en tant que médecin investigateur est limitée. Un protocole est approuvé par toutes les instances réglementaires selon un schéma précis. Je ne peux agir pour en modifier les modalités que si l'intérêt vital du malade est en jeu. Je viens de le faire pour l'un des deux autres patients traités comme vous, parce qu'il a eu des effets secondaires inquiétants, même s'il est lui aussi en rémission. J'étais face à un important problème de tolérance. Il fallait absolument ajuster. Ce n'est pas du tout votre cas, vous ne présentez aucun effet secondaire sérieux, du moins selon les critères purement médicaux. Votre intolérance à vous, c'est l'intolérance aux contraintes. Le protocole vous colle aux basques et vous voulez prendre le large…

— Il a bien de la chance, ce monsieur !…

— Peut-être… Enfin, je ne vous souhaite pas les mêmes effets secondaires que ceux qu'il a eus. Voyez-vous, madame Schemla, nous ne sommes pas égaux, vous et moi, en liberté. Mais j'ai quand même une liberté, une seule, la liberté suprême à laquelle je tiens par-dessus tout, celle de défendre mes patients quand je sens qu'il faut privilégier leur confort, leur bonheur si vous permettez le terme parce que, pour eux, ils sont plus vitaux encore que le protocole lui-même. Alors, va pour la sortie ! »

Il est inutile de discuter. D'ordinaire, je me fie à ma baraka. Je persuade, ou je fais un peu traîner pour que tout rentre dans l'ordre protocolaire après la première impulsion de colère ou de rébellion contre un protocole alors que tout a l'air d'aller bien. Ça c'est bon pour la catégorie des malades, largement majoritaires il faut le reconnaître, qui sont comme le ventre mou entre ceux qui disent « oui, docteur », « d'accord, docteur » sans poser aucune question, sans rien remettre en cause et, à l'autre bout du spectre, ceux, les rebelles, qui s'opposent systématiquement. Ce colloque malade-médecin, c'est aussi de la négociation permanente. Malgré mes talents de négociateur, cette femme n'entre dans aucune de ces catégories. Elle a une spécificité : sa détermination, sa volonté de contrôler son destin à tout instant. Je ne peux pas mettre en doute une seconde sa lucidité. Son discernement n'est en rien altéré. Je parlais de mon angoisse. Elle tenait au fait que j'aurais pu décider, sachant ce qu'elle allait me dire, de la laisser aller puisqu'elle est en rémission, de voir venir, d'attendre la rechute. Ou d'aller plaider auprès du promoteur du protocole une modification « à titre compassionnel », avec peu de chances de succès. Or j'étais inquiet. Je devais d'emblée proposer autre chose. Le pragmatisme doit l'emporter, et il faut savoir agir quand la situation l'impose.

« Alors qu'est-ce qu'on fait maintenant que je vous ai annoncé ma décision ? »

Ma question n'en est pas une. Je n'éprouve aucune inquiétude. Faut-il que ma confiance en cet homme soit off limit *pour ne pas douter une seconde qu'il va sortir un charmant lapin blanc de son chapeau ! Aléatoire au possible pourtant, il faut en convenir. Les progrès de la recherche sont stupéfiants et ce protocole en est l'ultime preuve. Mais ensuite, quoi ? N'avons-nous pas déjà tout tenté ?*

« Eh bien, nous avons de la chance. Je vais vous proposer un “traitement jumeau” qui sera moins contraignant, avec un anticorps très voisin de celui que vous receviez. Et puis on élaborera un schéma où vous viendrez une fois par semaine seulement en hôpital de jour. On verra ce que ça donne mais j'ai bon espoir.

— Ouf ! Merci, vraiment ! »

Je savais qu'il sortirait le lapin blanc ! Je n'ose pas lui demander pourquoi il n'a pas choisi cette possibilité avant, ça risquerait de le blesser ou de le mettre en colère. Il a probablement ses raisons. Pourtant mon interrogation est légitime. Mais après tout, qu'importe. J'ai eu raison de prendre ce risque insensé et pourtant bien réfléchi.

Je ne peux évidemment pas lui dire qu'en lui proposant cette alternative, cette combinaison alternative avec des modalités spécifiques, je dévie, pour elle, des recommandations en vigueur. L'anticorps en question n'est pas encore approuvé pour la combinaison que j'ai mise au point dans ma tête dès que j'ai anticipé sa décision. Certains diront que nous sommes hors des modalités d'utilisation habituelle de cette molécule, en gros hors de la fameuse « autorisation de mise sur le marché » pour cet usage, même s'il est évident pour moi que je suis médicalement juste et que les données de la littérature scientifique peuvent être invoquées pour justifier un tel choix. D'ailleurs, aujourd'hui, cette combinaison « alternative » est approuvée par toutes les instances et la question ne se poserait plus. Mais devoir dévier des recommandations habituelles à un moment ou un autre lors du parcours d'un patient est une obligation qui s'impose à tout médecin quand l'intérêt du malade l'exige.

Une telle décision peut avoir des implications, non seulement sur le plan médical mais aussi sur le plan financier. Évoquer cet aspect pécuniaire avec une malade qui subit les affres de la maladie ne me paraît pas un choix opportun, et ce n'est pas dans la culture médicale française, contrairement à d'autres pays, ce dont je me réjouis ! Encore qu'en bonne journaliste et citoyenne, elle m'a déjà interrogé sur le sujet. Je lui ai répondu qu'un protocole coûte en général très peu à la collectivité, car les molécules sont prises en charge par le promoteur, et qu'il peut même rapporter de l'argent à la structure hospitalière en compensation des efforts nécessaires pour le mener à bien. Alors qu'un nouveau traitement, lui, hors protocole, vaut son pesant d'or. Plusieurs milliers d'euros par mois. Pour moi, la santé n'a pas de prix mais bien sûr elle a un coût, et cela doit concerner le médecin. Le payeur a évidemment un droit de regard et c'est une bonne chose. En prenant telle ou telle décision, après en avoir pesé le pour et le contre, et à l'ère des traitements de plus en plus onéreux, ma malade va nécessairement coûter un certain prix à la collectivité, à la solidarité nationale, laquelle me fait confiance pour faire les bons choix en fonction des besoins et des particularités de telle ou telle personne.

On pourrait me dire que cet argent consacré à Mme Schemla et à tous les malades ayant des cancers du sang, qui représentent une minorité, pourrait aller à de multiples autres nobles causes. Certes. Mais je suis médecin, seulement médecin, j'ai une mission précise et, si je commençais à me poser ce genre de questions, je ne serais plus l'hématologue que je suis. Ma conception du monde, de notre société, ma philosophie sont simples : la grandeur et l'honneur consistent à ne pas laisser tomber les faibles. Un cancéreux est un faible, voilà tout. Et s'il le fallait, il y a les arguments scientifiques, il y a les consensus médicaux nationaux ou internationaux, et le plus fort, c'est la souffrance de ma malade dont il faut obligatoirement tenir compte. Comme tous mes confrères et consœurs, n'ai-je pas prêté serment : « Mon premier souci sera de rétablir, de préserver ou de promouvoir la santé dans tous ses éléments, physiques et mentaux, individuels et sociaux… » ?

« Bon, alors on continue ?

— On continue, bien sûr. »

Chapitre 14

Mohamad Mohty

Le Covid, pas un jour à perdre !

Et puis début 2020 le tonnerre commence à gronder et le déluge Covid-19 nous tombe sur la tête ! En hématologie, les malades qui sont de grands immunodéprimés et les soignants vont affronter un imprévisible ennemi, totalement inconnu. Probablement un avant-goût de l'enfer s'il existait. Ce vendredi 28 février 2020, à l'instigation de quelques-uns d'entre nous, le conseil d'administration de la Société européenne de greffe de cellules souches et de moelle osseuse, dont je suis l'ancien président et l'actuel président du groupe Leucémie aiguë, se réunit par visioconférence pour discuter de ce « virus » et de la manière dont il peut aider ses membres. Peu de collègues croient en la menace qui a pourtant déjà pénétré dans nos services, c'est dire combien la discussion n'est guère consensuelle. Nous naviguons à vue, bon nombre de mes collègues ont surtout en tête d'avancer sur la préparation de notre prochain congrès madrilène. Depuis quarante-cinq ans, rien n'a pu empêcher la tenue de cette grand-messe annuelle. Son annulation ou son report ne sont même pas une option. D'ailleurs, le jour même, la société se contente d'annoncer par *newsletter* la tenue des différentes réunions à venir, sans mentionner le Covid-19… Principe de précaution oblige, elle diffuse tout de même quatre jours plus tard auprès de tous ses membres un communiqué rappelant les différentes recommandations internationales en ce début de pandémie. J'estime de mon côté que nous devons prendre des décisions radicales.

Le lundi 2 mars 2020, je réunis en urgence les médecins de mon service et les cadres de soins. Ambiance… Les plus jeunes médecins sont anxieux, les plus anciens s'expriment plus tranquillement. Tout le monde s'accorde sur la nécessité d'une extrême vigilance pour nos patients si fragiles. Je décide de restreindre la présence en hôpital de jour de celles et ceux qui d'ordinaire accompagnent les malades, d'interdire l'accès à toute personne étrangère au service ainsi que les visites dans les chambres. La levée de boucliers est immédiate parmi les infirmiers et aides-soignants, mais aussi chez certains jeunes médecins. En plus du Covid, je dois affronter l'indignation de ceux et celles qui estiment cette décision inappropriée, voire abusive. Certains me reprochent le caractère presque « inhumain » d'une telle approche. J'écoute, j'explique, je donne mes arguments, bref il n'est pas question de céder. Mon équipe médicale « senior » me fait confiance et adhère à ces règles sévères du monde nouveau de la pandémie que nous allons affronter pendant près de trois années. Chaque demande d'entorse à ce « règlement » inédit de « distanciation et d'isolement strict » est étudiée avec la plus grande attention et une immense humanité. « Gouverner, c'est choisir », avait clamé Pierre Mendès France en son temps. J'avais lu cette phrase des dizaines de fois en traversant l'avenue reliant l'aéroport de Montpellier au centre-ville. C'est ma responsabilité, et je l'assume, peu importe la perception des uns et des autres. Nous avons fait des choix, mais nous n'avons jamais renoncé à nos valeurs : défendre les intérêts des malades et les soigner au mieux de ce que la science, la médecine et l'éthique nous ont enseigné.

Le vendredi 6 mars 2020, le président de la République Emmanuel Macron visite dans la journée une maison de retraite parisienne tout en refusant « de serrer les mains des résidents », pour déclarer par la suite que la « priorité absolue, c'est de protéger les personnes qui sont les plus fragiles face au virus ». Cette alerte ne peut que résonner fortement en moi, évidemment. Mais, le soir même, il assiste avec son épouse à une pièce de théâtre pour « inciter les Français à faire en sorte que la vie continue… Il n'y a aucune raison, ajoute-t-il, mis à part pour les populations fragilisées, de modifier nos habitudes de sortie ». Je ne peux qu'être d'accord avec le président sur la vie qui doit continuer, mais à quel prix ? Et comment ? Je n'ai pas la prétention de connaître la réponse.

10 mars 2020. Il faut parfois se fier à son intuition. Notre premier cas d'infection Covid-19 sévère est diagnostiqué. Le patient est relativement jeune, il va perdre la vie. Je garde un magnifique souvenir de cet homme d'une gentillesse, d'une bonne humeur sans égales. Sans doute n'a-t-il pas mesuré la gravité de nos alertes. Ou peut-être n'a-t-il jamais voulu renoncer à sa liberté de vivre comme il l'entendait. Tout allait si vite… Mon seul regret est de ne pas avoir pu le voir ou le toucher en service de réanimation où il a été transféré. Mais la règle pour les hématologues est d'éviter le contact avec les malades infectés au Covid.

Ce même 10 mars, j'alerte immédiatement de nouveau mon équipe par courriel, lui demande de respecter scrupuleusement les consignes institutionnelles et celles des autorités car « notre priorité est de préserver le personnel médical et non médical pour protéger les patients, assurer la continuité du fonctionnement de notre service, et éviter des pertes de chances pour nos malades ». Ce premier mort est un choc pour l'équipe qui, semaine après semaine, s'occupait du sang malade de ce patient, luttant pour le faire vivre. Je demande aux cadres de diffuser mon message au personnel non médical « afin de limiter la circulation des rumeurs et les réactions irrationnelles ».

11 mars, le lendemain. Nous y sommes. C'est le grand stress, un stress de chaque instant, les uns et les autres, nous dormons quelques heures à peine. Il faut absolument sauver nos malades ! J'adresse un nouveau courriel aux médecins : « Face au développement de l'épidémie de coronavirus et aux nombreux questionnements des malades et des soignants, face aux problématiques organisationnelles, je vous propose de nous réunir pour faire un point ce jour même. » Une façon de sonner l'alarme. Il ne faut pas pour autant se méprendre ; je ne crois pas au concept de « guerre contre un virus » car un virus n'obéit pas au même fonctionnement que les humains. Notre victoire viendra par la science, je me le dis et je le répète depuis le début de la pandémie. La priorité est de surveiller nos malades comme le lait sur le feu parce que le pire n'est jamais loin et l'hécatombe pourrait être immense. Pour les personnes qui ont une excellente réponse à leur traitement, j'estime que l'urgence et le bon sens sont de les mettre à l'abri chez elles, les soins pouvant attendre un mois, et même un petit nombre de semaines de plus…

C'est alors qu'en quelques heures nous franchissons un cap que nous avions toujours hésité à franchir depuis des décennies. Spontanément, avec plusieurs membres de l'équipe, nous prenons une décision osée : celle de limiter les doses, voire de supprimer carrément les fortes doses de cortisone à base de dexaméthasone, une source d'immuno-suppression profonde pour de nombreux malades atteints de myélome. La cortisone, selon nous, les laisse nus devant le danger Covid. Mme Schemla est à Trouville. Prendre le train pour venir à Paris, puis le métro, arpenter les rues malsaines, entrer dans l'hôpital, au baromètre des avantages et inconvénients, le choix est pour moi évident. Je l'appelle donc : « Restez chez vous, c'est un ordre, et profitez-en. » Je ne suis jamais allé à Trouville, mais comme partout en France, c'est un été au printemps. « Le confinement et la suspension des soins au bord de la mer, me répond-elle avec humour, ce n'est pas une bien grande punition que vous m'infligez, cher professeur ! En fait, je vais surtout pouvoir mener sans m'arrêter la suite de la campagne électorale pour les municipales, j'en suis très contente ! Promis, je vais faire très attention aux mesures de protection. Merci pour votre bienveillance. » D'autres patients n'ont pas eu forcément la même réaction car certains ont dû bouleverser leur agenda, d'autres leurs plans de vacances ou de voyages, etc. Et surtout, nous n'avions aucune échéance sérieuse à leur donner, en dehors de notre engagement sans faille à toujours les protéger, et du Covid-19, et de leur maladie.

Et vlan ! Le 12 mars 2020, nouveau changement de cap avec une énième annonce présidentielle : « Les scientifiques considèrent que rien ne s'oppose à ce que les Français, même les plus vulnérables, se rendent aux urnes » pour les élections municipales. Déboussolé par tant et tant de contradictions, je préfère m'en remettre à ma seule boussole, celle de protéger mes malades « quoi qu'il en coûte ». Paradoxalement, le président Macron décide dans la foulée d'annuler tous ses déplacements prévus afin de « se concentrer pleinement sur le suivi de la gestion de la crise ».

Le 17 mars, finalement, le confinement est décrété. Paris se vide, les gens s'enfuient quand ils le peuvent, ils préfèrent essuyer la tempête et vivre confinés près de la nature. Paris ville morte, Paris vidé de ses âmes, les rues sont lugubres. L'hôpital, qui aime tellement pinailler et nous rendre la vie infernale, est aux abonnés absents. Il ne donne aucune consigne. Je suis contraint d'agir en franc-tireur. Je signe donc ma propre autorisation de circuler pour me rendre à l'hôpital en précisant : « L'exercice de mes missions est absolument nécessaire pour garantir la continuité du service public hospitalier dans un contexte d'épidémie lié au Covid-19 engendrant un afflux de patients pris en charge au sein de l'ensemble des hôpitaux de l'AP-HP. » Mais ce soir, nous sommes tous les soignants au comble de l'émotion, les yeux s'embuent. Le peuple sait, lui, tout ce que nous faisons. À 20 heures, pour la première fois, il nous applaudit depuis ses balcons, au bord des routes, cette vague d'énergie positive nous galvanise pour accomplir plus et mieux. C'est magnifique, cette union, cette reconnaissance nous bouleverse. Même si dans les jours qui précédaient on pouvait tomber de haut, comme cela m'est arrivé lors de mon rendez-vous avec une éphémère directrice adjointe de l'hôpital. J'ai demandé à la voir pour discuter d'un sérieux problème d'organisation que je lui ai exposé, à quoi je l'ai entendue me répondre : « J'ai l'impression que vous êtes dépressif, professeur Mohty » ! Il y avait de quoi fulminer… mais qu'importe, moi j'avance, elle, je ne sais pas… Si je devais ronger mon frein après chaque sortie inappropriée, je serais effectivement tout le temps déprimé.

20 mars 2020. Même si nous avons bien autre chose à faire qu'écouter en continu les infos et les experts qui commencent à affluer, impossible d'échapper à l'incurie de Mme Sibeth Ndiaye, la porte-parole du gouvernement. Avec un aplomb stupéfiant, elle intervient sur les écrans : « Vous savez quoi ? Je ne sais pas utiliser un masque, je pourrais dire : “Je suis une ministre, je me mets un masque”, mais en fait, je ne sais pas l'utiliser », tentant ainsi de justifier que « les masques ne sont pas nécessaires pour tout le monde ». Et d'ajouter : « Parce que l'utilisation d'un masque, ce sont des gestes techniques précis, sinon on se gratte le nez sous le masque, on a du virus sur les mains ; sinon on en a une utilisation qui n'est pas bonne, et ça peut même être contre-productif. » Je me porterais

avec plaisir volontaire pour expliquer à notre ministre comment on porte un masque, et même comment on peut se gratter le nez si l'urgence l'impose. Je peux le comprendre : il s'agit de ne pas effrayer la population, d'éviter de semer un vent de panique, la vérité étant que les masques sont une denrée plus que rare, par négligence. Mais parler ainsi, c'est prendre les gens pour des imbéciles. Nombreux sont les exemples de communication maladroite, faite sciemment d'approximations ou de contre-vérités en cette période de début de pandémie. Je suis convaincu dès ce moment qu'il nous faudra probablement plusieurs décennies et le talent de scientifiques, d'historiens et d'analystes chevronnés pour comprendre véritablement la chronologie précise des événements, et le mode de raisonnement qui a poussé vers telle ou telle décision.

Le 23 mars, quelques jours après la déclaration du confinement, j'envoie dans l'urgence à tous mes services une version mise à jour et synthétisée des recommandations de l'EBMT. La nouvelle donne n'est pas aisée. Je suis obligé de faire un tri parmi nos malades en évaluant ceux que l'on doit absolument traiter en urgence et ceux que l'on va être obligés de mettre en stand-by… Pour un médecin, un tourment terrible. Il n'est pas nécessaire, je crois, d'expliquer que ce choix est pour chacun d'entre nous un drame humain et éthique. Je dois désormais faire reporter ou carrément abandonner des allogreffes. Les restrictions de transport ne me donnent pas le moyen de les assurer correctement. Reporter aussi une majorité d'autogreffes, notamment pour les myélomes, à l'exception de quelques cas de lymphomes agressifs. C'est le désarroi pour les patients qui n'en peuvent plus, mais aussi pour les familles, pour le corps médical plein d'interrogations. Nous expliquons, nous expliquons, nous expliquons, nous tentons de rassurer. Nous avons l'âme et le cœur serrés.

J'ai par ailleurs, dès que l'alerte a sonné, demandé à ma secrétaire d'abonner notre service à GoToMeeting, une plateforme commerciale permettant d'organiser des réunions virtuelles à grande échelle, afin de tenir nos réunions – notamment celles de concertation pluridisciplinaire. Jusqu'au Covid, je n'avais pas perçu l'utilité d'une telle dépense, la plateforme Skype étant disponible gratuitement, quoique peu utilisée car elle n'est pas pratique. À l'évidence, au vu de la situation, je sais que nous devons nous doter de webcams, indispensables pour les téléconsultations. Je pressens la nécessité de se préparer à ce phénomène de « distanciation » sociale, malgré mon caractère méditerranéen qui aime voir, sentir, toucher. Mais, *a priori*, les webcams ne font pas partie de la maigre liste des équipements budgétés pour l'année 2020. Les comptes… toujours les comptes… Surdité… « Le matériel n'est pas disponible », répond-on ! Les médecins sont agiles, pas les gestionnaires. Même pour un coût mineur, je vais être obligé de contourner l'hôpital et de m'en remettre au budget associatif caritatif de notre association de recherche. Ce qui est fait… Nous aurons nos webcams. Jusqu'à quand tiendrons-nous ainsi ?

En vérité, nous sommes très ignares sur le sujet Covid. À la mi-février 2020, voyageant en Asie et au Moyen-Orient, j'ai été interpellé par le nombre d'Asiatiques portant un masque, tout en attribuant cela à un hasard, la pratique en étant très répandue dans ce coin de la planète. Jusqu'au début du mois de mars 2020, les autorités diffusent le sentiment que cette épidémie concerne peu la France, ce qui me laisse perplexe et me rappelle fortement des lectures marquantes de jeunesse : je ne comprenais pas alors comment un ministre pouvait déclarer avec certitude : « Le nuage radioactif de Tchernobyl s'est arrêté aux frontières. » La semaine du 24 février 2020, devenant suspicieux face aux nouvelles qui se répandent dans les médias, j'ai échangé un mail avec un collègue chinois qui, poliment, m'a dit observer la présence d'un virus, des infections sévères, mais rien de plus…

Le citoyen observateur que je suis relève à l'évidence une grande fébrilité au plus haut sommet de l'État qui, longtemps, se contente de plaider pour des mesures « proportionnées ». La France ne peut ni ne veut certes pas envisager des mesures « à la chinoise » où le « Chairman Xi » n'hésite pas dès le début à enfermer des millions d'habitants. Je présume que les considérations auxquelles sont exposés les décideurs sont nombreuses et complexes. Une sorte de jeu d'équilibriste incroyablement casse-gueule. Me référant à la discussion pour le moins mouvementée que nous avons eue au sein du microcosme qu'est notre société savante de greffe, je n'ose imaginer les hésitations des dirigeants qui tiennent entre leurs mains le destin d'une nation tout entière face à une telle catastrophe à venir.

Tout de suite pour nous, dans le service de Saint-Antoine, une double évidence s'impose, celle de l'impréparation de nos hôpitaux publics face à un tel tsunami et celle faite de la fierté d'avoir été en capacité, en quelques jours, de rebondir malgré toutes les restrictions subies depuis trente ou quarante ans. Nos esprits vont rester pour longtemps habités par les victimes de ce virus, le chagrin de leurs familles, toutes ces vies bouleversées ou brisées. Mais la vie étant ce qu'elle est, ce temps du malheur et de tous nos efforts pour l'éviter s'accompagne d'un autre, presque « béni » : l'administration, incapable et impuissante au début, cède la main. Je n'entends soudain plus parler de budget, de dépenses, de taux d'occupation des lits, de durée moyenne de séjour ou de tableaux Excel indigestes qui rythment notre quotidien de médecins et de soignants. La réunionite permanente semble toucher à sa fin et chacun d'entre nous retrouve enfin le sens de son travail.

Vers la fin mars, nous commençons à mieux saisir et comprendre de quoi il s'agit. C'est alors que mon collègue, le Pr Malard, et moi sommes parmi les premiers à proposer et publier un guide de gestion des patients ayant un myélome sous pandémie Covid-19. Cet article est rapidement édité par le journal de référence, *The Lancet Haematology*. La rédactrice en chef a vite compris les enjeux de ce texte et a accéléré le processus de soumission et d'acceptation.

Il nous faut cependant faire plus, nous structurer, résister face à ce virus déterminé à nous assiéger, bref, ne pas baisser les bras une seule seconde. À chaque jour est accrochée la plaque « Urgence ». Tenir un siège, c'est aussi maintenir le moral des troupes. Grâce à la plateforme digitale de l'Académie internationale d'hématologie, je décide d'animer, neuf semaines durant, une série de webinaires (abréviation de web et de séminaire) à destination des professionnels de santé. Il s'agit de conversations que j'anime le soir sur des thématiques diverses et variées. Un exemple ? « Covid et hémopathies malignes, quelques aspects pratiques ». Durant ces sessions, j'interviewe de nombreux collègues ou experts d'horizons variés, ainsi une collègue d'Espagne spécialiste du myélome, une collègue de Milan experte de la greffe de moelle osseuse, une professeure hématologue de Harvard qui, elle-même soignant des malades du Covid, l'attrapera. Je veux tout savoir de son expérience des deux côtés de la barrière. J'interroge également Mme Yolande Arnault, une psychologue clinicienne de Marseille - réputée pour sa connaissance des malades atteints de cancers du sang –, sur l'impact psychologique de ce Covid. J'anime un débat avec le Pr Philippe-Gabriel Steg sur la question de la pertinence ou non des études cliniques randomisées en période de crise, etc. J'interroge même une interne en médecine du Portugal pour mieux connaître le vécu des jeunes soignants, les plus exposés, ou encore un réanimateur italien, qui est monté au front dès le début de l'hécatombe à Milan, au sein de son unité. La mission auto-assignée est d'accompagner les collègues et de disséminer un maximum de connaissances dans le cercle de l'hématologie, et au-delà. J'espère que nous avons été utiles aux milliers de personnes qui nous ont suivis.

Confinement oblige, je ne peux plus voyager. Me voici privé de mes déplacements nationaux et internationaux. Dès le 3 mars, sentant l'ouragan arriver, je décide d'adopter la « Zoom-attitude » et renonce à me rendre à l'université de Belgrade où j'étais attendu en tant que professeur-visiteur pour donner une conférence. Ma présentation se fera par visioconférence, un fonctionnement que je suis décidé à faire perdurer. Il m'arrive par exemple de donner une conférence à des collègues asiatiques très tôt le matin, décalage horaire oblige, de faire ma journée dans le service, puis de donner une autre conférence en fin de journée ou le soir à des collègues en Amérique du Nord ou du Sud. Désormais, grâce à un lien électronique de type Zoom ou Teams, pour ne citer que les marques les plus utilisées, vous faites le tour de la planète assis dans votre bureau et devant un écran. Le contenu scientifique est tout aussi bon qu'auparavant. Cependant, cela vous prive du contact humain, de serrer des mains, de regarder les gens, ce n'est plus la même chose. Mais que de pollution en moins ! Que d'économies d'énergie ! Que de temps gagné, un mot-clé bénéfique en tant de circonstances.

En bousculant tout, la pandémie nous fait entrer indirectement dans l'ère du productivisme... C'est immédiatement sensible. Tenez ! un autre gain : la téléconsultation était une vraie arlésienne dans nos hôpitaux. On tournait en rond sur l'outil, sur sa confidentialité, son acceptabilité par les malades et les médecins, sur toutes sortes de tracasseries administratives kafkaïennes dont notre pays a le secret. Le miracle, et tant d'autres, se produit grâce à la pandémie. Quel allégement de vie ! Enfin, nous sommes parvenus à inverser l'adage : « Pourquoi faire simple quand on peut faire compliqué ? » On découvre soudainement que la bureaucratie n'est pas une fatalité ou une fin en soi, que l'on peut s'affranchir de la lourdeur administrative sans abuser de quoi que ce soit, tout en respectant la loi. Bref, nous pouvons enfin exercer nos fonctions, apprécier notre travail malgré la lourde ambiance sans subir le carcan des procédures interminables, qui n'ont jamais fait progresser ni amélioré la vie d'un seul malade. Bien entendu, tous les patients ne peuvent pas se satisfaire d'une téléconsultation. Ils n'ont pas tous le même type de maladies, ni les mêmes besoins, ou n'habitent pas à dix minutes à pied de Saint-Antoine. Certains sont désormais ravis d'être vus en téléconsultation. Adieu le poids des embouteillages, la pollution du périphérique, l'attente interminable des ambulanciers, la fatigue du trajet. Adieu la contrainte de prendre une demi-journée de congé pour rencontrer votre médecin. Désormais, 25 % de mes malades me demandent une téléconsultation. À certains, je suis obligé de dire « non » car je préfère les voir. C'est dommage pour eux, mais priorité à la nécessité.

La pandémie qui s'installe réussit à gommer pour un temps l'égoïsme caractérisant le fonctionnement de nos services hospitaliers. L'encadrement passe beaucoup moins de temps à négocier la moindre minute supplémentaire effectuée par tel ou tel soignant. Le fameux planning, source de toutes les colères, semble rouler tout seul. Sans hésitation, les membres de l'équipe soignante qui en ont l'expérience se portent volontaires aux urgences ou en réanimation. Je les y encourage, mais il nous faut en conséquence développer de la créativité dans l'organisation du quotidien, ouvrir la voie à un consentement général fait d'élan, de générosité et de solidarité. Face à la crise et à l'adversité, tous tendus vers un même objectif, nous sommes ultra-réactifs pour agir, organiser ou prendre des décisions. Et c'est capital. Le corps médical et soignant me donne l'impression de tenir enfin son destin en main quand le corps administratif me paraît complètement dépassé. Je dis cela sans mépris mais avec regret tant il est malgré tout une composante essentielle du fonctionnement de l'hôpital.

6 mai. Lors des premières semaines de la première vague, nous comptons 25 malades infectés sévèrement, dont 10 vont y laisser leur vie. C'est un pourcentage largement supérieur à celui de la population générale. Fidèles à notre devoir d'information et de dissémination des données scientifiques et médicales, qu'elles soient positives ou négatives, nous publions cette triste expérience dans un journal réputé de la spécialité. Un médecin-chercheur se doit de partager sa connaissance en toute transparence tant elle peut être utile à un collègue, à un malade, ou à une autre équipe. Notre rapport détaille avec finesse chaque cas car une analyse précise est indispensable pour tenter de comprendre l'inconnu. Notre chiffre de mortalité, lors de la première vague, parmi les malades atteints de cancers du sang, sera confirmé dans toutes les séries parues ensuite, et le myélome tient hélas le haut du pavé en la matière. Il n'est donc pas spécifique à la population de Saint-Antoine. Après une telle certification, tous ceux qui s'étaient exprimés contre mes décisions assez tranchées pour protéger les malades changeront

d'avis. Heureusement, nous comprenons mieux les caractéristiques de l'ennemi, nous apprenons à anticiper, à gérer et à mieux soigner pour sauver un maximum de vies

Mohamad Mohty

Mon protocole Freedom permettra-t-il de supprimer la cortisone ?

1. La genèse de mon protocole Freedom

Au plus lourd de la période Covid, nous avons pris la décision de sauter un grand pas. J'ai débarrassé beaucoup de mes patients en hématologie de la prise de dexaméthasone afin de leur permettre de mieux résister au virus. Il le fallait ! Car les malades du sang, notamment ceux atteints de myélome, sont de grands immunodéprimés, précisément à cause de cette très forte cortisone de synthèse qu'ils absorbent depuis des mois et souvent des années. Or, ce que je subodorais depuis longtemps par l'analyse clinique s'est avéré. Malgré cette suppression, nous n'avons pas observé de grosses catastrophes. Évidemment, cela fait beaucoup réfléchir.

Pour être clair, l'association de la dexamétasone aux traitements chimiothérapiques n'a rien à voir avec les doses minimes qu'ont reçues ceux qui ont été contaminés par le virus sans avoir d'antécédents de cortisone. Ils ne sont pas immunodéprimés et la dexaméthasone leur est hautement bénéfique tant elle permet de limiter les réactions inflammatoires sévères liées au virus. Mais comment ne pas nous interroger sur son utilisation excessive ? Sur le fait que la panoplie de nouveaux médicaments dont nous disposons pour traiter le myélome par exemple pourrait permettre de nous en passer ? Sur la nécessité même de soulager les malades quand leurs plaintes ressemblent à une énumération à la Prévert ? Ils grossissent, deviennent anxieux, irritables, insomniaques, subissent de la rétention d'eau et leur visage, leurs mains, leurs chevilles gonflent, ils n'en peuvent plus d'être écrasés de fatigue à force de ne pas dormir et de voir leur corps, leur humeur se dégrader... À cela s'ajoutent le diabète induit, l'hypertension artérielle, des risques infectieux parfois graves avec des microbes dangereux, des effets dermatologiques ou oculaires au niveau de la cornée, et d'autres encore.

C'est alors que je me mets en tête de développer une étude randomisée visant à supprimer l'usage de la dexaméthasone dans le myélome en rechute, selon les règles de l'art, car on ne peut pas se fier uniquement au *feeling*. Nous sommes des scientifiques et des règles s'imposent pour valider un traitement, ce qui nous différencie des charlatans qui prétendent détenir des vérités absolues. Si les résultats de ce protocole sont convaincants, il s'agira, je l'espère, d'une révolution médicale et économique. Je l'ai d'ailleurs appelée Freedom, Free of Dexamethasone in Myeloma – un acronyme qui veut tout dire. Et je suis heureux d'avoir convaincu Sanofi qui financera cette étude clinique.

2. Mon protocole Freedom

Pour démontrer l'inutilité de la dexaméthasone, je voudrais m'appuyer sur des malades en rechute précoce qui n'ont pas reçu d'anticorps, ce qui n'est pas le cas de Mme Schemla. Je le regrette mais il fallait faire un choix… Un protocole, par définition, à tort ou à raison, se doit d'être circonscrit à un certain nombre de malades pour démontrer la validité de l'hypothèse. Freedom sera d'autant plus robuste et fiable qu'il a des critères très clairs, très précis, très carrés, tout comme l'est le protocole Ikema qu'a reçu ma patiente. Rien n'empêchera par la suite, une fois qu'on aura validé le concept du « traitement sans dexaméthasone », de développer des petits frères de Freedom qui libéreraient les malades du fardeau de la cortisone…

L'objectif d'un tel protocole est d'étudier si l'omission de l'administration de dexaméthasone dans le cadre d'un traitement standard ou classique pour le myélome en rechute ne se traduit pas par des conséquences délétères pour le malade. Il s'agit de chercher à démontrer que ceux qui ne reçoivent pas ce médicament ont un devenir similaire à ceux qui le reçoivent, mais avec les effets secondaires en moins ! Un objectif très ambitieux médicalement, pourtant peu attractif sur le plan de l'« innovation » – mot-clé qui gouverne notre vie d'hématologues au quotidien, et je m'en réjouis –, mais crucial pour les patients. Personnellement, j'ai choisi mon camp.

3. Le médecin, sa recherche clinique et les laboratoires

Je suis persuadé qu'une collaboration entre les différents acteurs de la santé s'impose pour progresser dans le domaine de l'hématologie et des cancers du sang. Cet axiome est par ailleurs valable pour toute autre discipline. Référez-vous, par exemple, au fonctionnement d'un orchestre où chaque musicien joue de son instrument. C'est l'harmonie entre tous qui permet de produire un magnifique son que l'auditeur apprécie. Certes, en musique, les solistes aussi peuvent éblouir ; en médecine, ils limitent le champ des possibles et c'est là que la présence de partenaires s'impose. Contrairement à ce que prétend la *vox populi*, je ne ressens ni opposition ni contradiction entre l'hospitalo-universitaire et l'industrie pharmaceutique dès l'instant où sont partagés les mêmes objectifs. Chacun joue sa musique et se complète. Je réfute l'idée qui progresse aujourd'hui, laquelle consiste à opposer le public et le privé. L'industriel a pour vocation de développer des médicaments et de les vendre, c'est ainsi, rien ne sert de se voiler la face. Celle du médecin est d'en disposer pour ses malades tout comme d'optimiser et peut-être d'élargir leur usage. Personnellement, j'entretiens d'excellentes relations avec tous les industriels, ce que certains collègues voient comme de l'entrisme. Je leur réponds qu'une bonne entente favorise le fait que ce sont eux qui, se souvenant de nous, viennent spontanément nous proposer un protocole ou un médicament. Le sujet est complexe mais si vous les boudez, ils se détournent de vous. Ils iront conduire leurs protocoles dans d'autres pays, ce qui serait dommageable en premier lieu pour les patients en France.

4. C'est l'hôpital, et lui seul, qui est rémunéré

En France, une législation rigide et très stricte encadre ces travaux. Ce sont les hôpitaux eux-mêmes qui signent les contrats avec les industriels et perçoivent l'argent, beaucoup d'argent, surtout dans le cas d'un protocole international promu par un grand industriel pharmaceutique. L'établissement ne débourse presque rien et obtient gratuitement le ou les nouveaux médicaments. L'hôpital est même dédommagé pour la mise à disposition de son infrastructure permettant de mener à bien le protocole. C'est tout à fait cohérent et logique.

L'autre aspect de la collaboration avec un laboratoire pharmaceutique peut concerner le médecin directement, à titre individuel. En tant qu'expert dans son domaine, il est susceptible d'apporter son concours et ses connaissances pour l'aider à développer sa molécule expérimentale contre le myélome ou toute autre maladie. Le laboratoire n'a pas toutes les expertises en interne concernant telle ou telle maladie. Il est donc compréhensible qu'il puisse lui-même faire appel à un ou des experts, des « consultants ». C'est dans ce cas que je suis sollicité, contrat et rémunération à l'appui pour le temps d'expertise passé. Dans le domaine du myélome, les experts français sont parmi les plus prisés au monde, mais aussi les moins bien rémunérés par l'industrie pharmaceutique car la loi française plafonne le montant d'un contrat, même si l'industriel est prêt à payer plus... Pour pouvoir signer un contrat avec un industriel, c'est chez nous à cause du règne de la paperasse et de la bureaucratie que de plus en plus de laboratoires reculent à travailler avec les experts français. Avant d'œuvrer en tant qu'expert pour le compte d'un industriel, un professeur doit obtenir quatre autorisations ou avis : celle de sa hiérarchie, chef de service ou chef de pôle, celle de la Commission des cumuls de l'université, celle du doyen et enfin celle du directeur de l'hôpital, sans compter les délais très stricts qui sont imposés une fois les autorisations obtenues, pour effectuer les déclarations obligatoires au Conseil de l'Ordre des médecins. Malgré la bienveillance et la bonne volonté des acteurs, la probabilité de ne pas pouvoir respecter ces délais est très forte, ce qui fait régulièrement avorter de nombreux projets de collaboration, à moins que vous ne puissiez tout planifier de longs mois à l'avance. Certains laboratoires prévoient désormais par anticipation, sans le dire d'emblée, un orateur ou expert remplaçant non français pour pallier l'échec ou le non-aboutissement de notre procédure administrative. Le principe de réactivité ou d'agilité semble absent dans ce processus et c'est l'exemple typique d'une bonne idée visant la transparence absolue, mais qui devient contre-productive.

Aujourd'hui, le tarif horaire de travail du professeur que je suis en tant qu'expert est inférieur à celui qu'il était il y a dix ans, il est plafonné à 200 euros hors taxes. Une fois toutes les charges payées, Urssaf, Cipav, impôts, etc., il me reste 70 ou 80 euros. À titre d'anecdote, j'ai eu affaire à un industriel américain du monde de la biothèque – sans aucun lien de loin ou de près avec la France et n'y vendant aucun médicament – qui a renoncé à travailler avec moi parce qu'il était inconcevable et même suspect, selon ses critères propres, que mon tarif horaire soit plafonné et inférieur de trois à quatre fois à celui d'un expert américain du même niveau…

Ici, on touche du doigt une des nombreuses raisons pour lesquelles tant de médecins désertent l'hôpital public. L'opinion publique, victime de désinformation ou de mauvaise information, continue à afficher sa réticence. Elle le serait moins si elle apprenait que les contrats de collaboration entre les laboratoires pharmaceutiques et les médecins sont librement accessibles à tous sur Internet depuis plus de dix ans, avec des précisions sur le nom du médecin, son adresse, les sommes qu'il a perçues, le lieu, la date… Faites une recherche sur Google et vous découvrirez au centime près le montant des rémunérations que j'ai touchées ces dix dernières années de la part de l'industrie pharmaceutique. On lui fait croire également que les médicaments seraient moins chers si l'on empêchait le tandem médecin-industriel de fonctionner. C'est particulièrement désolant car ce sont des instances gouvernementales, et elles seules, qui négocient le prix des médicaments avec les industriels. Le processus est très précis, bien encadré par la loi, et je puis vous assurer que l'on ne m'a jamais demandé mon avis sur le sujet. L'exercice de notre travail est entièrement transparent et légal, mais les idées reçues et l'image du professeur notable et mandarin ont encore de beaux jours devant elles.

Vous pouvez le comprendre maintenant, ces fortes précautions ont été instituées pour mettre les médecins à l'abri des suspicions mais aussi pour éviter toute dérive. Les accuser de corruption ou de collusion avec l'industrie pharmaceutique n'est que démagogie, c'est porter un grave préjudice aux malades.

Chapitre 15

Élisabeth Schemla

Garder le cap pendant la tempête Covid

Ma première pensée quand le Covid se saisit de nous est pour Emma, ma mère. À 14 ans, à la fin de la guerre 14-18, elle a attrapé la grippe espagnole qui allait faire 400 000 morts en France. « J'avais de la fièvre, des frissons, je toussais, je crachais, j'avais du mal à respirer. » Elle en parlait comme d'une anecdote, nettement moins marquante que les boulets de la grosse Bertha allemande qui lui étaient tombés dessus rue du Faubourg-Saint-Antoine où elle habitait avec sa mère et son frère après avoir fui Grenoble. Un événement parmi d'autres, cette pandémie. Dramatique, ma mère en convenait, mais elle insistait, cette maladie était le fait de la nature contre laquelle les hommes ne pouvaient rien à l'époque. De ça, ils étaient donc innocents, tandis qu'ils étaient seuls coupables de la tragédie en quatre années – « Ce n'est pas bien beau, l'espèce humaine… » –, l'exode, la misère, les tickets de rationnement, la bataille pour un quignon de pain et trois patates ridées, le maigre seau de charbon et surtout les milliers de blessés, mutilés, gueules cassées, tordus de souffrance sur leurs mauvais matelas, béquilles à portée de main, qui s'entassaient à deux pas, à l'hôpital Saint-Antoine. Sans parler de l'incurie du gouvernement à prendre la mesure du fléau espagnol et l'incapacité à imposer les décisions qui vont avec, il ne manquait plus que ça, d'ajouter les morts aux morts en cette fin de monstrueuse boucherie européenne !

Les commerçants, exsangues, se battaient pour que les marchés, les foires, les théâtres et les cinémas, tous les lieux à entassement propices à la propagation du virus, restent ouverts. Emma n'allait plus à l'école, les établissements scolaires avaient clos leurs portes. Les médicaments les plus basiques manquaient, guerre oblige, d'ailleurs il aurait sans doute fallu un de ces vaccins qui sauvent, on en était loin. Dans les hôpitaux, le personnel soignant se fabriquait des masques, quelques compresses superposées. Des chirurgiens, alors aristocratie de la médecine, et des spécialistes refusaient de libérer de la place dans leurs services pour les malades les plus graves atteints de la grippe, qu'ils aillent ailleurs ! Un tri désespérant ? Un drame éthique ? Pas toujours ! Les héros du front au visage de cratère, démembrés, assuraient la gloire et flattaient la vanité des bistouris les plus habiles. L'hôpital Saint-Antoine payait son tribut d'infirmières admirables emportées par les virus tout en continuant à soigner – une plaque leur rend hommage à l'entrée du bâtiment de l'horloge.

Malgré tout, c'est là, dans un bouillon de bactéries, de virus, de tous les germes imaginables et des gémissements lancinants de soldats hallucinés que ma grand-mère a réussi à faire examiner Emma et à arracher quelques conseils sur la conduite à tenir pour son enfant : « Elle n'est pas mal, mieux vaut la tenir à l'écart. Vous la gardez à la maison, vous aérez, vous l'isolez le plus possible, elle doit tout le temps se laver les mains, plus personne ne l'embrasse et elle n'embrasse plus personne. La famille, vous en faites autant, c'est entendu ? » Côté poussière, rien eu à changer tant la manie régnait ; côté tendresse non plus, les effusions n'étaient pas le genre. Ma mère a suivi les règles sans rechigner, même celle de l'enfermement. Aussi loin qu'on s'en souvienne, elle était ainsi : un animal, tête de lionne, ongles griffes, instinct de vie. Elle n'écoutait que lui, trouvant à chaque fois les réponses justes sans avoir eu à se poser de questions, elle suscitait l'admiration. En effet, ça a suffi. Le virus a avoué son impuissance face à cette force de la nature. Même son cancer après le départ d'Alger a fini par laisser tomber. Emma a ainsi traversé la grippe espagnole. De la même façon qu'elle, un siècle plus tard, je traverserai le Covid.

Quand apparaît ce corona au début janvier 2020, nous sommes à Trouville dans la préparation des élections municipales. Dans la série « je danse, je fais comme je veux » je me démène car, ne pouvant me présenter moi-même, j'ai accepté au début du protocole Ikema d'être directrice de campagne d'une des candidates à la mairie. Le job est intense. Il faut bâtir des programmes, les écrire, monter une communication, enchaîner réunion sur réunion, assurer les inévitables crises d'*ego* y compris les miennes, trébucher sans tomber. Un peu fou mais une revigorante excitation.

Le Covid-19 ne nous inquiète pas encore. Ayant couvert de très près pour *Le Nouvel Observateur* les années sida – un virus inconnu, le scandale du sang contaminé –, j'ai un doute sur une possible épidémie : impossible pour l'heure de savoir si l'on assiste vraiment à un *bis repetita* avec son cortège de légitimes tâtonnements, médecins, chercheurs, politiques étant pris de court par l'apparition du virus. Il y a eu aussi avec le H1N1 l'affolement préventif de Roselyne Bachelot qui a eu mille fois raison avec sa commande de vaccins. Agnès Buzyn, ministre de la Santé, n'a pas l'air de croire au danger Covid. Fin janvier, je l'écoute déclarer à la télévision que « le risque d'importation depuis Wuhan est pratiquement nul [...], le risque de propagation, très faible ». Je suis de près les propos de cette femme, et pour cause. Dès ma première rencontre avec le Pr Mohty, j'ai noté la plaque sur la porte en face de la sienne « Pr Agnès Buzyn ». Avant d'être nommée ministre, l'hématologue était son adjointe. Cette découverte a évidemment suscité ma curiosité. Par la suite, son chef m'a parlé d'elle en termes très élogieux, regrettant énormément son départ. Nous mènerait-elle en bateau ?

En tout cas, Mohty ne doit pas partager tout à fait son point de vue. Quelques jours après la déclaration de la ministre, à la mi-février, mon téléphone sonne : « Bonjour madame Schemla, vous restez à Trouville, je suspends votre chimio pour l'instant, on verra plus tard... C'est un ordre. » Plus d'hôpital, de perfusions, de cortisone. Un soulagement, il faut l'avouer. Cependant, le doute concernant l'épidémie se mue en certitude. Les mesures draconiennes de précaution s'imposent avec les malades du sang, très fragilisés, mais la rapidité de mon médecin à réagir sans tergiverser, sa surprenante radicalité prouvent que la situation est grave. Il m'affirme : « La situation était apocalyptique, il me fallait tout réorganiser, éviter le pire pour nos malades. J'ai fait en fonction de toutes les informations qui me revenaient de l'ensemble de mes contacts très sûrs dans le monde. À aucun moment je n'ai consulté Agnès Buzyn. » Je le crois.

Tandis que la nation déboussolée, pressentant qu'elle s'apprête à quitter, cul nu, le confort émollient de tous les progrès pour une aventure primitive s'inquiète passionnément, s'enflamme outrageusement, le premier tour des municipales se rapproche. Ce banal exercice de la vie politique par temps de santé générale devient un marqueur face à l'épidémie. À Trouville, les passions s'exacerbent. L'enjeu est de taille : après trente-neuf ans de règne, le maire passe la main, enfin du sang neuf ! Deux femmes partent largement favorites, une première bienvenue dans l'histoire de la ville. C'est un déchaînement de violence verbale, l'abject règne sur les réseaux sociaux, jusqu'à des propos antisémites. Je ne suis pas du tout en reste pour l'attaque, mais je me refuse à tomber dans les insultes et la diffamation. Affaiblie par le myélome et la fatigue de la campagne, j'encaisse mal, je serre les dents, pourtant heureuse d'en être. Nous n'avions pas imaginé qu'avec la menace Covid le soufflé pourrait retomber et les municipales être reportées. D'ailleurs, doivent-elles être maintenues pour le 15 mars ? Les médias, proches de la paranoïa, en débattent continûment, nous inondent des déclarations des politiques, celles, délibérément fallacieuses du gouvernement et celles, angoissées, des maires de France, installent sur nos écrans des experts médicaux aux propos péremptoires et contradictoires, une caste nouvelle qui prolifère, prend la main et devient l'interlocutrice privilégiée, à huis clos, du président de la République. On frôle l'hystérie collective.

Ici, en mairie, dans les cafés et restaurants, chez les poissonniers, au marché, chez la libraire, dans nos réunions publiques, nous discutons sans fin de la nécessité ou non d'un report, comme si nous étions maîtres du jeu. Les partisans d'un ajournement sont de loin les plus nombreux. Avec des arguments de poids. Dans notre ville, très peu de résidents secondaires, des actifs dans la force de l'âge, sont inscrits sur les listes. La très grande majorité des électeurs trouvillais sont des vieux, rebaptisés « anciens », et il serait irresponsable de les exposer à une contamination par l'isoloir ! Comme partout, nous manquons aussi de masques, distribués au compte-goutte dans des guérites sur le parking de la mairie. Je suis pour ma part convaincue que les élections auront lieu. À cause de l'invraisemblable comportement d'Agnès Buzyn. Ne nous étendons pas sur ses déclarations apaisantes pour calmer les inquiétudes de la population, qui la font désormais passer pour une cynique sans foi ni loi. Mais comment imaginer que, dans la foulée, elle quitte soudainement le navire en pleine tempête, de façon particulièrement irresponsable pour une hématologue, rédhibitoire pour sa réputation, autrement que sur ordre d'Emmanuel Macron ? Tout ça pour se présenter comme remplaçante à Paris et tenter de sauver la barcasse « République en Marche » qui prend l'eau ! C'est dire à quel point, au mépris de la situation épidémique, le président tient au calendrier de ces municipales.

Étant assesseure en mairie lors de chaque élection, je participe à ce titre au dépouillement et me mêle à la cohue qui s'ensuit : on touche les bulletins, les stylos, les cartes d'identité, les tables, on serre des mains et on se postillonne à la figure sans s'en rendre compte. Alors je m'interroge sur ma présence, si le scrutin devait être maintenu. J'ai besoin d'y réfléchir. Ai-je le droit vis-à-vis de moi-même, du médecin qui me soigne et me sauve, de prendre un tel risque ? « Allô, cher professeur, que me conseillez-vous ?

— Évidemment, de renoncer à rester des heures, assise au bureau de vote, trop dangereux. »

Oui, mais… Ces élections marquent la fin de ma vie municipale, de cette si riche expérience, et j'en raterais le dernier épisode. Si je respecte scrupuleusement les règles d'hygiène auxquelles le myélome m'a depuis longtemps habituée, ce devrait être jouable. Le contre, le pour, je finasse. Je sais bien que je finirai par y aller. Pardon professeur, je crains de vous désobéir, de vous trahir. Le 15 mars, premier tour maintenu, je désobéis.

Moment décisif que ces jours qui précèdent et suivent le premier tour. Tant de mensonges, de tricheries, de mépris, je les vis comme une offense personnelle. Ils m'éloignent définitivement de toute indulgence vis-à-vis du pouvoir et me chevillent au corps une méfiance qui ne me quittera plus. Par loyauté, je m'en entretiens aussitôt avec « ma » candidate qui sera au deuxième tour, quand ? Elle est heureusement sans étiquette, nous ne mettons pas le même bulletin dans l'urne à la présidentielle. « Ce à quoi nous venons d'assister est inouï. Vous rendez-vous compte ? Macron va au théâtre il y a une semaine dans une mise en scène savamment orchestrée pour nous inciter à sortir malgré le corona. C'est trop beau : il assiste à une pièce qui s'appelle *Par le bout du nez*. Une semaine après, il nous envoie voter au son de "C'est important que ce moment démocratique se tienne", genre valeureux, les Britanniques pendant le Blitz, alors que nos proches, nos amis, meurent déjà ! L'un des miens que j'aime tendrement est en soins palliatifs, il est âgé, diabétique, et il ne s'en sortira pas. Mon cousin, nettement plus jeune, est dans un état très préoccupant. Et voilà que le lendemain même du vote – comme si cet "hénaurme" manipulateur l'ignorait la veille –, Macron vient à la télévision proclamer la mobilisation, nous avertir avec la solennité d'un général exhortant ses grognards que "nous sommes en guerre" ! Rien que ça ! On voit que ce jeunot ignore tout de l'épreuve du sang versé par les armes. La guerre à un virus… Tout ça pour faire passer dans la foulée l'annonce du confinement sans jamais prononcer le mot. Du théâtre aux abris. Le dimanche, jour de la démocratie, le lundi, jour de la déclaration de guerre et du "restez chez vous". Cet homme se fout de nous… »

Je vis le confinement en privilégiée. Une privilégiée, vraiment, à tous points de vue. Aussi ne laisse-t-il aucune trace. Je n'ai pas le moindre mérite. Pour un « bracelet électronique » habitué depuis deux ans à faire attention à tout jusqu'à son ombre, le masque, le gel ou le lavage de mains : une banalité. Je continue à écrire sur un ordinateur, sans contrainte, livres et musique abondent, je poursuis ma collaboration à *L'Arche* sans embûches. Le téléphone et WhatsApp fonctionnent parfaitement, nous nous rassurons sans cesse Léa, Yaël et moi, lors de tendres conversations entre l'Inde sous la déflagration Covid que l'éloignement rend plus inquiétante encore et la Côte fleurie, nous échangeons avec les petits-enfants. Nous discutons entre amis, comme toujours, certains sont à quelques centaines de mètres, là-haut, sur la colline ou à quelques encablures, en télétravail.

À la maison, il n'y a pas d'enfants intenables, malheureux comme la pierre à tourner en rond dans l'étroitesse des pièces et qu'il faut occuper toute la journée entre cris et larmes. Pas de coups, nulle violence familiale. Jamais la mer devant les fenêtres, vide de voiliers et de porte-conteneurs glissant à l'horizon vers Le Havre, n'a tant été une respiration ; en cet été au printemps le soleil occupe le ciel et la pollution recule. Des oiseaux inconnus reviennent, des fleurs inattendues sortent de terre. Le silence laisse libre cours au son du ressac et fait écho à celui des matins sacrés de Kippour à Jérusalem qui serait par miracle devenu quotidien. Les courses dans les grandes surfaces autorisées tournent au plaisir avec leur clientèle contingentée ; pourquoi faire un esclandre à propos de la vitre en Plexiglas aux caisses qui « empêchent le contact humain », précieux pour les esseulés il est vrai, mais n'est-ce pas assez souvent un visage renfrogné et une bouche pincée qui vous accueillent ? Je refuse de me laisser aller aux ronchonnades pour n'importe quoi, à tout bout de champ.

Le conseil municipal par Zoom a perdu de sa théâtralité mais les acteurs jouent quand même le texte des délibérations, ce qui permet de rire des graves âneries d'un conseiller, médecin de son état, expert autoproclamé. Nous continuons à travailler malgré les projets suspendus et l'inquiétude des pertes financières qui se profilent. Nicole a pu prendre le dernier train pour Trouville, douce présence. Mais elle est aussi accro aux infos qu'à *Plus belle la vie*, c'est dire. N'ayant pas choisi de partager mon existence avec Jérôme Salomon - il est de plus prometteurs rendez-vous du soir -, je refuse d'en faire mon compagnon de chambre. Quant à Olivier Véran, as du mensonge et ministre de la Santé, je l'ai déjà banni pour préserver la mienne. Je change de pièce pour fuir les chaînes en continu, plus que jamais fabriques d'angoisses, pourvoyeuses d'accros aux antidépresseurs. Il y a cinq ans, j'ai pris la décision de ne plus écouter la radio, de ne plus regarder la télévision. Antibiotique contre la bactérie Médiocrité. Je m'en tiens au *Monde*, au *Point* et au *Figaro* en ligne que je lis chaque jour avec avidité, travail de journalistes qui ont le respect de leurs lecteurs et d'eux-mêmes.

Seule la permission de sortie pour la promenade nous agace avec son minutage et son métrage stupides, méchants. Ubuesque parfois. Je sors pour faire seule une longue balade interdite sur la plage, elle commence au pied de chez moi. Un au-delà de Trouville, des kilomètres de sable à perte de vue sous les falaises jusqu'à Villerville. L'oxygène est indispensable pour le sang malade. À peine trois ou quatre autres silhouettes à la Hambourg, à fouler l'écume ou à sauter sur les roches noires. Tout à coup, un sifflet comminatoire. Sur une petite esplanade de pierres et de ciment, des flics de la police nationale qui ont descendu l'à-pic depuis la lointaine route me font signe de les rejoindre. « Madame, vous êtes en contravention avec la règle. Vous n'avez pas le droit d'être là. » Il se prépare à faire l'amende.

« Non monsieur, vous ne me verbaliserez pas, et si vous vous voulez m'emmener au poste, allons-y, j'en ferai une affaire ! Je suis malade, je dois obligatoirement prendre l'air, il n'y a pas de virus sur cette immense plage et je n'en transmets pas. Si vous voulez, nous appelons à Paris l'hôpital Saint-Antoine et le Pr Mohty qui me soigne. Il vous confirmera ma maladie et la nécessité de m'aérer. »

Ça tourne mal, l'un est particulièrement aboyeur. Aussi énervée qu'eux, je prends mon téléphone, leur montre le contact sur mon répertoire, et j'appelle. Merde ! Le médecin ne répond pas, pris dans l'urgence des soins. Ils se concertent en aparté. Ça se calme, ils ont décidé de me croire, sans doute aussi la situation leur apparaît-elle soudain pour ce qu'elle est, grotesque. Ils me laissent partir. Comme je m'en retourne chez moi, une demi-heure plus tard, à peine le pied mis sur l'asphalte à l'École de voile, des flics, municipaux cette fois, m'arrêtent. Nous nous connaissons bien sûr, mais rebelote. Ils cèdent enfin quand je leur explique la rencontre avec leurs collègues et leur « mansuétude ». Bref, pas de quoi perdre mon équilibre avec ce confinement, pas plus qu'avec ceux qui suivront.

« Madame Schemla, je vais vous faire une autorisation de déplacement et nous allons recommencer le traitement. » C'était trop beau, trop bon, le bracelet vient de sonner le rappel à l'ordre par la voix du Pr Mohty. Le retour en hôpital de jour me laisse rêveuse. Les mesures prises n'ont rien de surprenant – température en arrivant au poste infirmier, port du masque dans les chambres, interdiction d'être accompagné, disparition momentanée de quelques « magnifiques » qui se sont généreusement portées volontaires aux urgences ou en soins palliatifs malgré leur vie de famille, applaudissons-les à 20 heures, gardons-leur respect et reconnaissance à vie. Le calme qui règne à bord est autrement plus étonnant. Zora Marjanovic continue de mener de main de maître son service, *business as usual*. Pas un mot venant des infirmières toujours aussi gaies et prévenantes. Je note bien l'absence de certaines compagnes de chambrée ou de quelques hommes malades qui, hélas, ne s'explique que par la contamination. Probablement la mort a-t-elle saisi certains. Je ne pose aucune question, cela va de soi. Même au téléphone, le Pr Mohty qui a tout mis en place avec ses différentes équipes reste muet là-dessus. Nous sommes à l'évidence préservés de toute angoisse inutile, protégés, couvés. J'ignore si chacun mesure l'attention portée ainsi aux malades en pleine apocalypse. C'est tout simplement extraordinaire, chapeau à toutes et tous !

Aussitôt après le deuxième tour en juin, je pars pour Florence et la Toscane, terre bénie d'un moment de grâce unique où je reviens depuis mes vingt ans. La Renaissance italienne, c'est la beauté en majesté, jamais elle n'a autant convenu à mon état. Le génie artistique des *Phares* selon Baudelaire, écrivains, poètes, peintres, sculpteurs, bâtisseurs qui se sont emparés de nous comme jamais, comme personne.

« Ces malédictions, ces blasphèmes, ces plaintes,
Ces extases, ces cris, ces pleurs, ces *Te Deum*,
Sont un écho redit par mille labyrinthes ;
C'est pour les cœurs mortels un divin opium !

C'est un cri répété par mille sentinelles,
Un ordre renvoyé par mille porte-voix ;
C'est un phare allumé sur mille citadelles,
Un appel de chasseurs perdus dans les grands bois !

Car c'est vraiment, Seigneur, le meilleur témoignage
Que nous puissions donner de notre dignité
Que cet ardent sanglot qui roule d'âge en âge
Et vient mourir au bord de votre éternité ! »

Tout est apaisement. Les hommes ont travaillé avec tendresse l'infinité des mamelons ; l'huile de l'olivier, le vin de la vigne, les fruits et les légumes, les cyprès, ces flammes sombres qui les ponctuent, tout se répond, l'art est partout jusque dans l'assiette, le verre, la corbeille et le vase, on est à chaque instant dans le tableau, le tableau est nous.

Avec la suite des confinements et déconfinements, l'avion pour Paris et Saint-Antoine ne pèse pas, les vols sont vides de voyageurs et dérisoirement bon marché, Orly, délicieusement désert, le personnel d'aéroport, exquis – un policier de la PAF proteste en cheminant : « Nous sommes bien placés pour nous poser certaines questions. Pourquoi ne suspend-on pas tous les vols en provenance de Chine ? » L'aller vers la France, perfusions, effets secondaires odieux, contient la promesse d'un retour vers une sorte d'extase. Pendant trois ans, je vais passer là cinq, sept mois de l'année à respirer l'air toscan du *campo* sans me faire arrêter par des flics, dans une très modeste maison pleine d'autant de défauts que de charme qui fut le logement d'ouvriers agricoles au service de la Fattoria. Un petit jardin avec véranda et belvédère de rochers et de cactus géants d'où jaillissent les touffes de lavande sur une vue léonardienne à 180 degrés. Avec la chance inespérée d'avoir à un quart d'heure de là un centre ayurvédique de l'Art de vivre qui me permet en salle ou en visio de poursuivre le yoga et le yoga respiratoire.

Et puis en plein Covid arrive Dayan, le dernier né de Yaël, une explosion de vie, alors que vient aussi le vaccin… De ce dernier, je fais une affaire exclusivement personnelle. Autour de moi, tout le monde se vaccine et il ne me viendrait pas à l'idée de donner un avis. En revanche, il n'en est pas question pour moi, même si je sais que cette décision mûrement réfléchie va me rendre la vie autrement plus difficile que lors de confinements. La première conversation avec le Pr Mohty est presque un blanc-seing : « Cher professeur, comment vous expliquer l'irrationnel ? Ça va vous faire frémir ! J'ai le sentiment que les traitements, l'anticorps, la dexaméthasone me protègent, pour peu évidemment que je sois toujours aussi ayatollesque concernant les précautions, mais vous savez que je le serai. Par ailleurs, on ne nous dit absolument rien des conséquences secondaires de ce vaccin. Je doute que les laboratoires qui l'ont mis au point en un temps record – quel tour de force et merci Trump pour l'enveloppe phénoménale qu'ils ont reçu aux États-Unis ! – aient eu le temps de les répertorier dans la dernière phase d'essai, comme il se doit. Mon corps consomme déjà assez de médicaments très toxiques avec leurs effets collatéraux…

— Madame Schemla, j'entends vos arguments. Nous n'en sommes qu'au début, je viens à peine de recevoir les premières doses puisque les services d'hématologie sont prioritaires. Pour l'instant, je conviens que nous n'avons aucune visibilité clinique, donc attendons un peu. De toute façon, comme pour tout ce que nous menons ensemble, votre liberté d'abord. »

Quelques semaines plus tard, j'apprends par une indiscrétion une information décisive. Le Pr Mohty a mis en route, semble-t-il, à partir de l'observation clinique, des études statistiques. Elles démontrent que dans son service de quatre étages, tous genres de maladies du sang et de techniques de soins confondus, le vaccin fonctionne bien, voire très bien sûr les patients… sauf sur ceux atteints du myélome. Décidément, un cancer réfractaire et mystérieux que la science n'explique toujours pas. Pour moi, l'argument est massue. Pourquoi me mettrais-je dans le corps un produit qui provoque déjà ma méfiance, si de plus il est inopérant ?

Seconde conversation avec mon médecin. Je tais ce que j'ai appris pour ne mettre personne en difficulté mais tourne les choses de façon à laisser entendre. « Alors, n'en parlons plus. Je ne vous oblige à rien. Je vous donne un conseil : vaccinez-vous, nous continuerons bien sûr comme si de rien n'était si vous ne le faites pas. »

Cette fois-ci, impossible d'échapper aux folles conversations sur l'utilité ou pas de la vaccination, la validité ou pas des décisions gouvernementales, pugilat assuré tout autour de moi. Pénible de répéter que je ne suis pas une antivax, tant s'en faut, d'avoir à se justifier sans cesse. Quand le vaccin devient obligatoire, sans passe sanitaire je suis confrontée au cauchemar des interdictions pour tout, je ne peux plus entrer dans un restaurant, un café, un musée quand ils sont rouverts. Le passeport vaccinal : un viatique pour l'asphyxie. Je rue dans les brancards, je hennis sous les rênes, je cherche une goulée d'oxygène. Après le bracelet électronique pour les soins à vie d'un cancer inguérissable, le président de la République, M. Delfraissy et le comité scientifique, les ministres me condamnent à un deuxième bracelet ! Double enfermement auquel seul un mental d'acier permet de résister. Ils le font sans discernement, sans tenir compte des malades qui ne peuvent pas recevoir ce vaccin, nous sommes 200 000 en France, ce n'est pas négligeable. Un codicille dans un des multiples décrets, trop compliqué ? Je suis une citoyenne et une malade en colère. Car comment se faire entendre ? Comment obtenir une dérogation ? Mur de sourds, malgré quelques démarches. Je me jure pourtant de poursuivre ma vie normalement. Je n'ai qu'un recours.

Une fois de plus, je dois tout au Pr Mohty, à son intelligence empreinte d'une exceptionnelle humanité. Même pas besoin d'échanges entre nous. Par le biais de son assistante, je lui demande des certificats à n'en plus finir, de les renouveler quand ils expirent. Il rédige de multiples lettres avec description de la maladie et des traitements en cours, en précisant toujours : « À la demande de la patiente ». Et une pour les compagnies aériennes afin de ne pas être privée de l'Italie, et une pour franchir la frontière franco-italienne en voiture au début et à la fin de mes longs séjours – pour la petite histoire, je n'ai pas été contrôlée une seule fois… Et une pour les musées quand ils rouvrent, et ainsi de suite. Il se démène pour convaincre ses confrères italiens d'assurer à Florence une partie du traitement pour m'éviter les avions. Sans lui, c'eût été un enfer, grâce à lui, je retrouve la liberté.

Patatras ! En cet été 2021, le traitement jumeau d'Ikema marque le pas, le pic monte à 7,6. Trois jours d'hospitalisation à Saint-Antoine en plein Covid, pas vaccinée, et une nouvelle chimio qui commence en septembre. Je la supporte mal et je continue de m'en prendre à la cortisone. Entretien, en janvier 2022. Après mes explications : « Elles sont recevables. Je vais la diminuer, vous l'aurez 15 jours par mois au lieu de 21. » Elle fonctionne très bien ainsi, un soulagement, car le professeur ne s'en est pas caché – nous ne nous mentons pas – derrière, pour l'instant, il n'a rien d'autre à me proposer. « Mon corps, s'il te plaît, tiens le plus longtemps possible… »

C'est en ce même janvier 2022 que je suis la proie de mes plus profondes indignations Covid. En guise de vœux à la nation, Macron déclare le 4 dans un entretien au *Parisien* : « Les non-vaccinés, j'ai très envie de les emmerder. » Le 27, Martin Hirsch, le patron de l'Assistance publique, l'ex-humanitaire, l'abbé Pierre doit se retourner dans sa tombe, nous révèle comment « on peut poser la question en des termes crus : est-il logique de bénéficier des soins gratuits quand on a refusé pour soi la vaccination gratuite et qu'on met doublement en danger les autres, en pouvant les contaminer et en pouvant prendre une place en soins intensifs nécessaire pour un autre patient ? ». Les antivax sont de délirants antisystèmes ou des sectaires du genre Témoins de Jéhovah mais un médecin, même en temps de guerre, ne doit en aucun cas faire de différence. Mon père, plusieurs fois médaillé de 39-45, aurait-il refusé d'opérer cet Allemand qui allait mourir ? Fermé sa porte aux blessés du FLN à Alger ? Comme si ces vertus n'avaient plus de sens ni de grandeur ? Et les malades non vaccinables, vous les emmerdez aussi ? Une rupture autoritariste, d'une abjecte audace et d'une arrogance avec l'éthique. Ces deux hommes sont scandaleux. Oui, tout simplement scandaleux. Comment oublier ?

Quand l'Evusheld, une nouvelle bi-thérapie d'anticorps monoclonaux en accès précoce contre le Covid, est délivrée aux hôpitaux, je demande à en bénéficier. Elle est efficace. Une précaution de plus. Je reçois le médicament par piqûre intramusculaire en janvier 2022 en même temps que le traitement. Le rappel est prévu en juin. J'arrive ce jour-là à Saint-Antoine après une grande marche, guillerette si je peux dire. L'infirmière prend ma température, 37,5. « Madame Schemla, me dit la Dr Marjanovic, prévenue, je crois que nous allons faire un test rapide. » Positif. Après deux ans et demi à jouer à la plus maligne, le Covid me rattrape. Gentiment. Je fais une forme bénigne, j'ignore quand et où j'ai pu attraper le virus, cela m'est d'ailleurs complètement égal, et, grand contentement, plus de chimio pendant trois semaines ! Maintenant que le Covid est derrière nous, comme si rien ne s'était passé alors qu'il a modifié tant de comportements, révélé tant de fragilités individuelles, entraîné faillites et fermetures, des dépenses à tire-larigot, la vie continue. Pour moi, demain, retour hebdomadaire à Saint-Antoine. Et des pensées douces pour ma mère.

Chapitre 16

Mohamad Mohty

La révolution du vaccin, et nous tous sur le pont...

Enfin une déflagration d'espoir ! Le vaccin arrive, l'exploit se glisse dans mes rêves. On n'y croyait guère, et pourtant... Dès le 27 décembre 2020, la toute première injection est administrée à l'hôpital René-Muret de Sevran en Seine-Saint-Denis. Je suis épaté, submergé d'enthousiasme. On va tenir le coup, s'en sortir, il le fallait, tant de souffrance, tant de drames et de morts, il fallait trouver une solution. C'est une révolution ! Pour la première fois dans l'histoire de l'humanité, scientifiques et laboratoires ont pu réaliser un vaccin en temps réel. Comme toute mon équipe, je veux évidemment en savoir davantage. La vaccination de mamie Georgette, mise en scène à la télévision, ne peut nous servir de référence scientifique.

Une fois de plus, je vais me fier à ma seule boussole. La planète médicale et le public lui-même sont en ébullition. Les experts, c'est une fonction nouvelle que de devenir expert, défilent sur les écrans et les ondes. Les réseaux sociaux – grand public mais aussi quelques médecins et scientifiques – rivalisent de publications sceptiques et d'alertes alarmistes sur les effets secondaires de ce nouveau venu. Pour ne rien arranger, les débats pro et anti-Raoult finiront par entamer la confiance des citoyens. Aussi, je décide de m'atteler à la lecture et relecture de centaines d'articles scientifiques, j'échange avec mes collègues partout dans le monde. Tout me rassure, tout me conforte, et j'acquiers la conviction que le vaccin est une chance. Notre chance en hématologie de surcroît car, lui si rare à obtenir, le gouvernement décide de le donner en priorité aux malades atteints de cancers du sang et aux transplantés. L'hôpital Saint-Antoine s'active afin d'organiser la vaccination *intra-muros*. Mon service se porte volontaire pour vacciner ses propres malades et son personnel « en interne », sans avoir à passer par la procédure centralisée. Tout se passe parfaitement, sans aucune entrave pétrie de réflexes bureaucratiques. Démonstration est faite une fois encore de la nécessité de laisser les soignants s'organiser en fonction des besoins et de la réalité du terrain.

J'ai la responsabilité d'un capitaine de navire. Dès janvier 2021, je tiens à être parmi les premiers à montrer l'exemple et à me faire vacciner. Une petite défaillance… je n'ai pas réussi à générer mon certificat de vaccination sur le site de la CPAM tant c'est compliqué, mais heureusement, une de mes jeunes médecins m'a vite secouru. Mon équipe médicale, si bien placée pour témoigner des prodigieux progrès en hématologie, croit ardemment elle aussi aux miracles de la science. Tout le monde s'y met. Au regard de l'hécatombe que nous avions subie lors de la première vague, il est impératif d'expliquer l'importance de la vaccination. Je suis fier de voir avec quel entrain cette équipe va prêcher la bonne parole auprès des soignants et des malades. Je m'abstiens comme toujours d'exercer la moindre pression. Nous délivrons les informations dont nous disposons, si incomplètes soient-elles, avec pédagogie et honnêteté.

Victoire !... l'adhésion est massive. Quel soulagement ! Lors des premières semaines, la demande dépasse l'offre comme on dit en langage commercial. Les candidats sont si nombreux que nous manquons de vaccins. Impossible de faire plus avec moins, formule à laquelle nous sommes aguerris, encore nous faudrait-il disposer de doses plus importantes. Seuls une secrétaire et deux soignants sont terrorisés à l'idée d'un « vaccin dangereux et inutile ». Quelques semaines plus tard, ces deux derniers finiront par l'accepter. La secrétaire a été « exclue ». Son éviction est le résultat de décisions dogmatiques car elle aurait pu opter pour le télétravail, mode adopté par une majorité d'entreprises. Je suis intervenu pour elle, en vain. Certains me poseront bientôt la question de l'utilité de cette vaccination tant elle n'empêche pas, on le constate, le fait d'être contaminant. Ma réponse est simple : la charge virale d'un soignant vacciné est extrêmement réduite en quelques jours et il devient de ce fait moins contagieux. Le bénéfice est indiscutable.

Derrière mon soulagement subsiste une angoisse. Nous savons que les patients sous chimiothérapie ou sous tout type de traitement altérant l'immunité ne réagissent peu ou pas aux vaccins de manière générale. Il ne me reste plus qu'à vérifier ce que je redoute. Au sein de l'unité Inserm, je mène sans tarder avec mon équipe une étude immunologique. Nos craintes s'avèrent hélas justifiées car nous démontrons avec des outils d'analyse très fins, et préalablement établis, que, parmi ceux qui souffrent de cancers du sang, seule une moitié bénéficie d'une réponse efficace et protectrice après deux injections. Le myélome fait partie des maladies qui répondent le moins au vaccin. Dès le 10 août 2021, fidèles à notre devoir d'information scientifique et de dissémination de la connaissance, nous publions nos résultats dans un journal réputé de la spécialité. L'article, extrêmement utile je crois, sera cité plus de cent fois dans la littérature scientifique mondiale en l'espace de quelques mois.

Est-ce une raison pour dispenser certaines personnes de la vaccination ? Certainement pas car nous sommes incapables de prédire qui réagira ou non avec succès. À chaque patient, une spécificité. Nous ne savons pas non plus si une réponse, même faible, peut apporter un quelconque bénéfice. Quelles que soient les incertitudes de l'époque quant à cette nouvelle famille de vaccins, il est évident que la balance « avantages/inconvénients » penche plutôt en sa faveur. Je me souviens d'une discussion avec une malade de 75 ans – ex-médecin de l'industrie pharmaceutique au regard très critique sur l'évolution des pratiques de cette industrie. Comme elle m'explique avec moult arguments plus ou moins solides les raisons de son refus de se faire vacciner, en dernier recours, je lui lance pour l'amuser : « Je suis moi-même vacciné et certain que cela a renforcé grandement mes connexions wifi en raison de la puce secrète introduite par le vaccin dans mon cerveau. » Ma malade éclate de rire. Soudain, nous devenons complices, l'atmosphère se fait plus légère. « Allez, me répond-elle en riant encore, je vais me faire vacciner tout de suite pour renforcer ma connexion wifi faiblarde dans ma maison de campagne. »

Une autre patiente très âgée, d'une lucidité remarquable, m'oppose, elle aussi, un non catégorique. C'est son droit absolu. Je le lui dis mais ajoute : « Je tiens à vous informer que mon équipe, nos familles, et moi-même sommes tous vaccinés car nous participons à ce complot universel visant à anéantir l'humanité et sommes prêts à prendre ce risque pour cacher la vérité. » Le lendemain, j'apprends qu'elle vient de réclamer un rendez-vous en urgence pour recevoir son vaccin. L'humour, le rire apaisent les tensions. Il n'est nul besoin d'accabler nos interlocuteurs avec des principes stricts ou de la morale, lesquels ont le plus souvent pour seul effet de crisper les opposants sur leurs vérités.

Quant à Mme Schemla, c'est encore différent. Une fois encore la voilà réfractaire. Elle m'informe rapidement de son refus catégorique du vaccin, elle argumente, bien sûr. Pas un instant je ne la soupçonne d'être une « antivax » ou une complotiste. Elle est trop attentive à sa vie, en gère le moindre détail. Même si je n'en ai pas la certitude absolue, je pense que son métier de journaliste, fine observatrice du comportement des politiques sans prisme et sans soumission, est pour quelque chose dans son refus du vaccin. Je lui en explique donc les tenants et les aboutissants, qu'elle connaît, je le constate, mais à aucun moment je ne cherche à lui mettre la pression ou à la menacer de manière déguisée en lui faisant peur. De toute manière, je n'y serais pas arrivé face à une malade toujours déterminée à prendre son destin en main. Et puis, j'ai un immense respect pour les décisions des patients, une fois que je suis assuré qu'elles sont prises en connaissance de cause et après avoir accompli mon devoir d'information sincère et objective. Enfin, au fond de moi, je connaissais déjà les résultats de nos premières analyses au laboratoire, notamment la faible réponse vaccinale des malades atteints de myélome. À quoi bon, donc, chercher à culpabiliser ou sur-angoisser des malades dont l'état psychologique est déjà largement entamé par la maladie et les conséquences des traitements ?

L'indignation de Mme Schemla face à la désastreuse manière dont nos politiques ont géré la communication en pleine pandémie me semble justifiée. Nous en avons souvent discuté ensemble. Leurs déclarations, celles de hauts responsables, ont mis de l'huile sur le feu et creusé davantage le fossé entre les citoyens et ceux qui ont le devoir de les servir et de les protéger. Les sorties brutales suggérant ou laissant entendre qu'il faudra donner en priorité les soins aux malades et personnes vaccinés vont à l'encontre de l'éthique médicale et ont généré beaucoup d'angoisse, voire terrorisé certains. Même si je loue les efforts de notre ancien directeur de l'AP-HP, Martin Hirsch, pendant la pandémie, j'ai éprouvé un certain malaise à la lecture de sa tribune publiée le 25 février 2022 dans *Le Monde*. Il s'y demande « s'il est logique de bénéficier des soins gratuits quand on a refusé pour soi la vaccination gratuite et qu'on met doublement en danger les autres, en pouvant les contaminer et en pouvant prendre une place en soins intensifs nécessaire pour un autre patient ». Certes, il reconnaît dans la foulée que « c'est une question éminemment complexe et sensible, mais qui doit être abordée ».

Un tel débat, injustifié à l'époque, pourrait nous mener très loin. Ainsi se poserait par exemple la question de l'utilité de soigner un cancer du poumon chez un malade grand fumeur, malgré toutes les mises en garde quant aux méfaits du tabac, d'un cancer du foie chez un alcoolique, etc. Tout cela, inutile et contre-productif, n'a fait qu'accentuer la suspicion. D'ailleurs, on voit aujourd'hui à quel point la fracture est forte et présage de beaux jours aux théories conspirationnistes.

Cette période a mis en exergue une nécessaire éducation de la population à la santé dès la petite enfance. Culture et amour de la science sont les seuls remparts contre l'obscurantisme. Aujourd'hui, je mesure plus encore la valeur de mon abonnement d'enfance à *Science et Vie*. Développons ces enseignements, faisons-le sans tarder, redonnons tout son sens à la citoyenneté. Il ne s'agit pas ici de vains mots mais de balayer l'ignorance en apportant toujours la preuve par la preuve. Quel citoyen bien informé n'applaudirait pas alors en apprenant que, quelques mois après le vaccin, nous avons eu accès aux anticorps anti-Covid ? Plutôt que suspicieux, il serait émerveillé de constater combien la recherche peut s'emballer quand le besoin s'en ressent, même si la perspective de la manne joue son rôle.

Tout ne se règle pas comme par magie cependant. Outre leur faible disponibilité lors de leur mise sur le marché, ces anticorps ne peuvent remplacer la vaccination car leur pouvoir neutralisant pour un virus qui mute fréquemment reste modéré. Encore une fois, avec rigueur, nous faisons part de nos premières observations sur l'hétérogénéité de la réponse aux anticorps dans une publication scientifique parue le 8 décembre 2022. Le cas de Mme Schemla est inclus dans cette étude. À sa demande cette fois-ci, elle a en effet pu bénéficier de ce traitement. Mais en dépit de toutes les précautions qu'elle a prises et malgré l'anticorps, elle a fini par développer une infection Covid. Légère. La chance, une fois de plus, était avec elle, avec nous. Quelles que soient les difficultés, à deux, nous trouverons toujours une solution. J'espère vivement que notre bonne étoile mettra longtemps avant de pâlir.

Mohamad Mohty

L'immunothérapie plus forte que le sang malade

Une révolution dans la révolution ! Enfin, la majorité des cancers du sang sont susceptibles d'être traités par l'immunothérapie. Cette dernière, qui agit sur le système immunitaire des patients, a déjà bouleversé le traitement de nombre de cancers. Cette fois-ci, elle ouvre des perspectives historiques pour le sang malade.

Lors de deux récents congrès, celui de la Société américaine d'oncologie clinique (ASCO, 2023) et celui de l'Association européenne d'hématologie (EHA, 2023), les mécanismes à l'origine de ces maladies rares ont été clairement mis en évidence, ce qui est primordial. Les progrès de la biologie moléculaire et de la génomique permettent désormais de les disséquer en des entités elles-mêmes de plus en plus rares. Cette nouvelle donne très complexe implique le développement de médicaments ciblés à l'intention de quelques dizaines ou centaines de malades en France, voire dans toute l'Europe, mais, soulignons-le, sans avoir pour autant la possibilité de mener des études contrôlées à grande échelle.

Désormais, c'est tout le dispositif de développement des médicaments qui devra rapidement être revu. Les conséquences économiques seront lourdes car le « marché » des maladies rares est forcément moins attractif pour les laboratoires – sauf à appliquer des tarifs exorbitants. Les industriels justifient leurs prix hors normes en mettant en avant les importants investissements nécessaires à la mise sur le marché de ces molécules. Cet inéluctable processus de « marchandisation » croissante de la santé va soumettre le système social français à des défis immenses dès lors que l'on veut permettre à tout citoyen de bénéficier des progrès de la médecine.

Grâce à l'immunothérapie, stimuler les capacités de notre corps à se défendre lui-même contre la maladie devient donc un rêve accessible avec des résultats probants. À des produits « chimiques » peu onéreux vont progressivement se substituer des médicaments visant à orienter le système immunitaire du malade (principe de l'immunothérapie), lequel devient un véritable ami qui nous veut du bien pourvu que l'on prenne la peine de cibler certaines molécules ou récepteurs.

Ainsi, on peut par exemple prélever les lymphocytes, soldats naturels de l'immunité, chez le patient lui-même, puis les cultiver et les éduquer pendant quelques semaines en laboratoire par les techniques de génie génétique afin de leur faire reconnaître une cible sur la cellule cancéreuse. C'est ce qu'on appelle communément les lymphocytes CAR-T. Une fois bien entraînées et prêtes à repartir sur le front, ces cellules CAR-T sont réinjectées par simple perfusion chez le malade. Alors, tel un commando armé et redoutablement entraîné, elles se dirigent vers les cellules cancéreuses. Des rémissions spectaculaires sont observées en quelques semaines chez des patients au « stade terminal » de leur maladie.

Les indications actuelles des cellules CAR-T concernent les cancers du sang tels les leucémies aiguës lymphoblastiques (maladies fréquentes chez les enfants), les lymphomes (cancers des ganglions), mais aussi depuis peu le myélome. Même si l'administration des cellules CAR-T ne se conçoit aujourd'hui qu'en secteur hospitalier ultra-spécialisé, on peut mesurer le soulagement des malades recevant un traitement unique se substituant à tous les traitements chroniques administrés au long cours. Les indications des CAR-T ne cessent d'évoluer et de s'élargir, et de plus en plus de patients sont de potentiels futurs candidats, avec une croissance annuelle presque exponentielle. Les dernières études faites sur le myélome suggèrent que l'on peut les utiliser à un stade précoce de la maladie, contrairement à l'utilisation initiale réservée aux cas les plus avancés et désespérés.

L'euphorie médicale générée par les CAR-T ne doit pas pour autant nous faire perdre de vue que leur usage nécessite une infrastructure hospitalière complexe qui précède et suit leur administration, et une prise en charge des complications éventuelles, y compris en secteur de réanimation, d'où l'importance d'alternatives en cours de développement qui peuvent être utilisées dans tous les hôpitaux (ou presque). Il s'agit des autres agents d'immunothérapie très efficaces désormais proposés :

— les anticorps monoclonaux (ciblant une seule molécule sur la cellule cancéreuse et entraînant la mort cellulaire par une cascade de mécanismes après un contact direct) ;

— les anticorps bispécifiques qui, eux, ciblent en même temps un récepteur à la surface des cellules cancéreuses et un autre à la surface des fameux soldats de l'immunité que sont les lymphocytes du patient. Grâce à ce « double ciblage », nous avons la capacité d'activer directement dans le corps du malade des lymphocytes tueurs sans passer par les étapes de transformation et d'entraînement en laboratoire. Le gain de temps est immense, la facilité d'emploi est indéniable (même si des effets secondaires existent), mais une administration régulière, hélas proche du traitement chronique, sera nécessaire pour en maintenir l'efficacité.

Épilogue

Élisabeth Schemla – Mohamad Mohty

« Si la guérison, c'est vivre bien longtemps, vous guérirez »

Nous arrivons à la fin de notre livre.

Émus, sans le montrer.

Nous avons décidé de le conclure par une conversation au terme d'un récit dans lequel chacun a beaucoup découvert de son partenaire.

Nous nous retrouvons à mon domicile, pour la première fois.

Nous avons encore tant de choses à nous dire.

Nous devrons terminer cet entretien le lendemain par Zoom entre Paris et Londres que le Pr Mohty a entre-temps rejoint pour donner une conférence, avant de s'envoler pour Chicago et l'un de ces congrès qui lui permettent « de savoir dès aujourd'hui ce qui ne sera publié que dans un an et demi ». C'est ainsi qu'il entretient sa foi missionnaire comme on arrose une plante et, pour les malades, produit sans cesse de l'espoir.

En l'accueillant chez moi, je lui ouvre ma dernière porte.

« Cinq ans et demi déjà ! Six ans quand cet ouvrage paraîtra ! Je n'ai pas vu passer les années, madame Schemla, j'en ai pris conscience en relisant le manuscrit et j'en ai été épaté. Quel parcours, une fois de plus, quand je songe à notre première rencontre !

— Nous n'avons pas été à l'aune du même temps, cher professeur ! La résistance implique une perception de la durée forcément différente. Mais quand je songe moi aussi à notre première rencontre, à la longévité que vous me voyiez à l'époque et que vous avez eu dans ces pages le cran de m'avouer, magnifique démonstration de la force de la science et de la vie déjouant tous les pronostics pourtant des plus qualifiés, je comprends mieux ce que vous me répétez sans cesse : considérer le temps comme un allié paradoxal. À mon âge, l'issue se rapproche évidemment mais, avec ce cancer du sang les traitements et, grâce à vous, le temps sont aussi des amis qui éloignent l'inéluctable. Dites-moi… À la lecture, “votre” malade ne vous a-t-elle pas choqué ?

— Le dévoilement de votre intimité m'a bien sûr troublé, vous vous en doutez, car même si j'ai une relation de proximité avec bien des malades, presque jamais aucun ne se livre comme vous l'avez fait. Votre personnalité et l'écrit changent tout. Apprendre ce qui couve derrière la patiente contente de “son” docteur m'a fait réfléchir. Nous avons raconté tous les deux ces cinq ans et demi sans superficialité je crois, sans tomber dans le politiquement correct, sans non-dits importants. Par la force des choses, vos motivations pour vous découvrir sont profondes, je n'avais pas les mêmes. Vous êtes malade, votre existence a été bouleversée, vous êtes confrontée à la mort, je suis pour l'instant bien portant et je suis votre médecin. En livrant de mon côté ce que je ressens vis-à-vis de la malade que vous êtes, des malades en général, et en mettant à nu quelques aspects de moi-même – je n'en ai pas l'habitude –, j'ai pourtant le sentiment d'avoir franchi un pas décisif. Ce livre parle de façon puissante, me semble-t-il, de ce qui est au cœur de ma pratique, de ma conviction la plus ancrée – comme elle l'est chez vous sans doute à cause de votre père chirurgien : la priorité absolue à accorder à la relation médecin-malade ou malade-médecin.

— C'est vrai. J'ai d'ailleurs la certitude que chaque patiente, chaque patient rêve de pouvoir entretenir avec "son docteur", comme vous dites, un dialogue singulier comme nous l'avons. À l'avenir, après vous avoir lu, il me semble que je ne serai plus tout à fait la même patiente en face de vous. Encore qu'il faille se méfier de la nature des êtres qui ressurgit toujours... [Rires.] Je dois vous avouer aujourd'hui que, prise dans le tourbillon de la maladie, j'ai sous-estimé certaines de vos difficultés...

— Par exemple ?

— Eh bien, alors que vous êtes un grand médecin, que vous m'avez sauvé la vie, je n'ai pas pris la mesure de vos doutes et de vos incertitudes. Je ne les avais pas perçus puisque vous les taisez d'ordinaire.

— Je suis toujours dans le doute. Les médecins spécialistes, notamment en hématologie, avec la sophistication de la recherche, deviennent de plus en plus "savants". Le médecin généraliste, malgré son rôle primordial, me dit souvent être déjà dépassé. Si je parle des progrès des cancers du sang, de tel anticorps bi-spécifique ou tri-spécifique, de telle CAR-T cells ou de toute autre innovation, mon interlocuteur non spécialiste est le plus souvent perdu. Il ne sait pas ce dont il s'agit en détail. Alors, vous imaginez les malades ! Les spécialistes ont de plus en plus de mal à leur expliquer les traitements qu'ils leur administrent...

— Vous pouvez le dire ! Il y a longtemps que j'ai lâché, trop complexe.

— À l'ère de cette médecine moderne et ultrasophistiquée, on atteint un tel niveau de connaissances, une telle puissance intellectuelle, qu'on en oublie vite le devoir d'humilité. La tentation est immense d'exercer un pouvoir absolu. L'humilité et le recul sont une nécessité. Avec vous, j'ai été encore plus dans l'incertitude. Que croyez-vous ? Dans toute ma carrière, jusqu'ici, j'ai rencontré bien des malades qui m'ont supplié : "Docteur, ce traitement ne marche pas ! trouvez-m'en un autre." Mais je n'avais pas encore eu droit à une patiente qui me dise comme vous l'avez fait : « Docteur, ce traitement fonctionne très bien mais je veux en sortir ! » Rarement vu une telle détermination !

— Je n'ai pas compris que, prenant un risque, je vous le faisais prendre aussi. En vous lisant, j'ai vraiment découvert dans quelle situation je vous ai mis, comment je vous ai contraint à "inventer", à vous contorsionner, à mélanger vos potions magiques, alors que vous auriez pu légitimement m'envoyer balader. Le doute chez vous a un extraordinaire corollaire dont j'ignore si vous percevez la résonance chez vos malades : l'audace.

— Mais dans le cadre exclusif d'une règle absolue, la connaissance scientifique - toujours - alliée à l'instinct, à cette sorte de sixième sens que confère la pratique. Je suis heureux que vous évoquiez cette audace. C'est un peu une marque de fabrique à laquelle certains des professeurs qui m'ont conféré ce titre quand j'avais 37 ans ont été sensibles alors que d'autres me trouvaient trop jeune. On m'envoie beaucoup de malades très difficiles, ou de qui on dit : "Il n'y a plus rien à faire." J'ai décidé depuis quelque temps de me consacrer à eux. J'ai tant de confiance dans mon équipe, elle me libère pour les missions impossibles. Le renoncement n'est pas mon fort. Alors, il faut bien essayer de trouver la solution, même si on n'y arrive que peu souvent. Mais je voudrais vous entretenir de votre intimité. Après tout, je suis un lecteur.

— J'aimerais savoir si cette transparence vous a apporté quelque chose, a modifié votre perception des malades…

— Attendez un peu ! Je voudrais d'abord vous dire ce que j'ai perçu de vous.

— S'il vous plaît, dites-moi d'abord si ça vous a été utile.

— Vous parliez de la nature des êtres ?! [Rires.] Alors, oui. Cela m'encourage, me conforte dans ma manière de faire. Je me suis trouvé "laxiste" envers vous, pour m'en féliciter. Votre partie dans ce livre m'a permis de prendre encore plus de distance vis-à-vis du comportement général médical, trop rigide, trop normé. J'y puise une ressource supplémentaire pour continuer à vous soigner selon vos souhaits...

— Selon mes souhaits ?

— Oui. Vous accorder en mon âme et conscience sans vous mettre en péril tout ce qu'il est possible de vous accorder. En ce moment par exemple, à l'heure où nous terminons notre ouvrage, nous sommes dans une incertitude, votre pic monoclonal est remonté, le traitement que je vous donne depuis un an et demi ne semble plus agir aussi efficacement, alors, je vous l'annonce, pour l'instant on décale le voyage en Inde. Mais pourquoi vous empêcherais-je d'aller où vous voulez en Europe, à portée de l'hôpital en avion ? Grâce à votre témoignage, j'espère fortement que des malades ou de futurs malades franchiront d'eux-mêmes le cap d'une relation patient-médecin trop froide, sans assez de compassion.

— Je n'ai pas cherché votre compassion. Entre autres, j'ai aussi voulu vous délivrer un message.

Voilà mon histoire telle qu'il me convient de la raconter, voilà qui je suis, et n'allez pas me répondre - car c'est une de nos divergences essentielles - qu'elle n'est pas une des explications de ce myélome.

— Eh bien précisément, laissez-moi vous dire comment je vous vois. Votre vie est marquée par des ruptures, et probablement ne les avez-vous pas toutes relatées. Il est très troublant de constater que le hasard a réuni deux êtres, à une génération de différence, qui ont eu une même enfance dans la guerre, et une patrie commune, le français. Mais en quittant le Liban pour la France, je me suis senti un immigrant, vite heureux ; en gros, chez moi. Vous, votre départ d'Algérie, vous l'avez vécu comme un exil dont je ne suis pas certain qu'il soit juste un souvenir. Et puis, il y a cette rupture dont vous faites un tableau impénétrable, avec une force et une conviction considérables. Vous la mettez en avant comme responsable de votre cancer…

— Permettez que je vous interrompe. Les années ont passé. Je suis très loin de la colère de naguère à l'égard de qui a provoqué cette rupture et n'aurait pas été en mesure - j'en ai la certitude - d'être auprès de moi. Avec Léa, j'ai trouvé un nouveau mode malgré l'éloignement géographique, les douces relations et la paix familiale. Quant à Nicole, c'est Nicole, tout est dit. Une grande joie que tout cela ! Pour en revenir à la rupture, j'ai fini par comprendre que la violence de ce que j'ai éprouvé me renvoyait à une autre séparation, quand j'étais beaucoup plus jeune, celle-là jamais surmontée et dont je pensais que j'étais désormais à l'abri. Un passé lointain m'est revenu en boomerang et m'a projetée contre le mur, si bien qu'aujourd'hui, je ne dirais plus que la dernière rupture est seule responsable du cancer même si elle en a été le déclencheur, sur une faille génétique, bien sûr. Mais cela ne change rien à l'affaire ; vous n'admettrez jamais qu'un traumatisme soit responsable de la maladie, et ça m'énerve.

— Vous vous trompez. J'entends ce que me disent les patients. Mais la force du mental, vous le vivez, est spectaculaire. Et je m'oblige à ne pas croire à la responsabilité du traumatisme parce qu'en bon scientifique, je ne crois qu'à la preuve. Certains essaieront aussi de trouver une justification dans la construction même de l'être humain, d'autres, quand ils ne la trouvent pas, l'expliqueront par la volonté de Dieu. J'en reviens à ce qui explique votre cancer car je veux vous aider à comprendre votre myélome. Je vous rends des points. Nous sommes probablement face à un déclenchement multifactoriel de la maladie. La prédisposition génétique dont nous ne savons rien pour l'instant et, dans votre cas, le vieillissement ont leur part. Les traumatismes, le psychisme sont certainement un autre facteur. Votre organisme a résisté au premier coup, encaissé au second, vacillé au troisième, et a fini par tomber au dixième coup. À force de taper... Dites-moi, avez-vous réfléchi à une autre façon de regarder votre cancer ?

— Pour être franche, non. J'ai une certitude

chevillée au corps. Mais je comprends très bien que pour vous, l'important étant de soigner, cet aspect des choses soit secondaire.

— Pas forcément secondaire au sens péjoratif du terme, mais ma marge de manœuvre est limitée dans ce domaine. Je vous interroge. Vous écrivez que le myélome vous a saisie dans les décombres du HLM dynamité, vos propres décombres, ajoutant la mort au mal. Normalement, si j'ose dire, on ne sort pas vivant d'un tel dynamitage. Pourquoi n'analyseriez-vous pas la situation autrement ? Par exemple, vous considérer comme « chanceuse », pardonnez-moi ce terme : et si, en se saisissant de vous, la maladie n'était pas venue vous enfoncer mais au contraire vous extraire des décombres ? Depuis que je vous soigne, il ne peut m'échapper que vous vous projetez dans votre cancer de façon particulière. C'est ça, il est un projet de vie. À l'évidence, vous ne vous en cachez pas, vous le scénarisez, vous le mettez en scène. Vous faites un pas de deux. N'a-t-il pas ouvert un nouveau chapitre dans votre existence ? Une sacrée occupation ! Pas le temps de vous consacrer au reste, c'est salvateur. Il est rare que les malades voient quoi que ce soit de positif dans un cancer. Ne m'arrachez pas les yeux : je crois que vous êtes en mesure de le faire dans cette épreuve, et vous y puiseriez encore plus de force que vous n'en avez déjà.

— Vous me troublez profondément, cher professeur. Je ne m'attendais pas à ça ! Tout d'un coup, quelque chose résonne en moi à vous entendre. Votre analyse sonne juste, quelque part… Oh là là ! Ce cancer, un projet de vie ?! Pardonnez-moi, je suis sans voix à l'instant…

— … Voyez-vous, notre vie à tous les deux est placée sous le signe du sang malade. Je veux écrire plus tard un livre sur ma mère dont, pour la première fois, j'ai parlé dans notre ouvrage. J'aurais pu me lancer dans toutes sortes d'accusations contre des êtres ou des événements pour expliquer son myélome et sa mort fulgurante qui a été mon HLM, car vous aurez compris que l'ébranlement a été décisif. J'aurais pu aussi tomber dans une culpabilité sans fond. Mais non. Je considère qu'en me permettant de devenir ce que je suis, ma mère m'a fait son dernier cadeau. J'ai ainsi transcendé le choc.

— Transcender, un mot qu'utilisait beaucoup mon père que ma fragilité concernant tout ce qui touche à la mort de mon frère peinait. Il me répétait : “Il est temps, Bichette, que tu laisses tout ça derrière toi, que tu transcendes.” Peut-être est-ce parce que vous avez transcendé la perte de votre mère que vous avez vous aussi du mal à comprendre ceux qui ne sont pas capables d'un tel dépassement. Je suis persuadée pourtant que les malades graves qui se débrouillent comme ils peuvent avec ce qui leur tombe dessus ont un énorme besoin de compassion à propos de la perte, et que le médecin doit exprimer sa compassion, au lieu de laisser filer. Une parenthèse… Je ne suis pas certaine que la mission que vous vous êtes assignée, vaincre le sang malade, sauver les patients, ne soit pas due en partie à un sentiment de culpabilité soigneusement enfoui. Qu'importe... Pour en revenir à ce que vous disiez... Vous, vous avez construit votre carrière autour de cette bataille du sang parce que vous aviez le temps devant vous. Que voulez-vous que je construise à 75 ans ?

— Vos pages, outre la rupture, attestent d'une préoccupation, délibérée ou pas, qui court tout au long comme un fil conducteur caché : la génétique, ou plutôt la place de la génétique dans le cancer. Il est certain qu'il m'est difficile de ne pas faire un lien entre la leucémie de votre frère et votre myélome, bien que je n'en aie pas la preuve scientifique. Vous me semblez interroger votre lignée...

— Comme c'est étrange et formidable que vous ayez perçu cette quête ! Figurez-vous qu'avant que nous nous lancions dans ce livre, j'avais commencé à entreprendre un récit "familial" sur ce thème de la lignée, et mon intention est plutôt de m'y remettre !

— Vous voyez que vous l'avez à portée de main, sans le savoir, vous y êtes déjà, dans la transcendance !

— Merci pour ces mots. Je le ferai, cet autre livre, le dernier sans doute...

— J'en suis heureux ! Quant à ce que sera le dernier chapitre de votre vie, vous ne savez rien !

— Si, une chose. Je n'ai aucune envie de mourir, mais alors aucune, j'adore la vie. Mais quand c'était planté pour moi après l'échec des deux premières chimios, j'ai été confrontée directement à la perspective de la mort et j'ai constaté à ce moment-là que je n'en avais pas peur. Au dernier souffle, tout est terminé. J'ai la conviction que je mourrai comme mon père et ma mère, cohérente avec ma propre croyance dans un trépas sans avenir, je ne recourrai pas au dernier instant à un dieu ou à Dieu. Je veux être incinérée, pureté du feu et des cendres. Je ne vois ni comment ni pourquoi cela changerait. Peut-être parce que je suis athée.

— Dans ma pratique, j'observe le contraire. Les athées sont dans le désarroi qui provoque mécontentement et râleries permanents. Ils se débattent, ils n'acceptent pas, ils ont peur parce que pour eux la mort, c'est *la* fin…

— Vous conviendrez que je ne suis pas de ce genre. Comment expliquez-vous que mon athéisme ne me mène pas là ?

— Vous remplacez la croyance par un rare niveau de maîtrise de vous-même. Vous trouvez en vous-même toutes les ressources nécessaires pour entretenir votre univers. La croyance, la foi rassurent. Je le vois tous les jours : les patients qui sont croyants, quelle que soit leur croyance, sont ceux qui me semblent vivre le mieux leur maladie. Plus leur situation s'aggrave, plus ils arrivent à encaisser, à tenir sur la durée, et leur famille avec eux. À tout, une seule explication : “C'est le Bon Dieu !” Dieu devient un punching-ball sur lequel vous collez tous vos malheurs au lieu de vous embêter comme Mme Schemla à vous prendre la tête avec tous les stress qu'elle subit et les questions qu'elle se pose ! Et quoi qu'il se passe, Dieu ne vous dira rien. [Rires.]

— Vous-même, vous êtes croyant…

— Oui, mais pas au sens de la religion, dogme et rites. Comment, d'abord, quand je vois l'extraordinaire perfection de la physiologie humaine, du sang lui-même, l'infinité de l'univers, ne pourrais-je pas croire qu'il a bien fallu quelqu'un pour les créer, comme *Le Jardin des délices* ou *Madame Bovary* que vous évoquiez ?

— À la différence que Bosch et Flaubert sont des créateurs en chair et en os, mais nous n'allons pas nous lancer là-dedans !

— Je m'incline devant le mystère de la création. Mais j'ai aussi une sorte de sérénité si la mort devait arriver brutalement. Le trépas n'est pas la fin. Jamais. D'abord, j'ai déjà vécu plus longtemps que ma mère, et c'est une chance à mes yeux. J'ai une épouse et des enfants que j'aime et qui m'aiment, j'ai réalisé beaucoup de choses très vite, j'ai l'impression, sans forfanterie, que je survivrai au moins un temps dans le cœur de beaucoup de gens, que je laisserai une trace. Surtout, je retrouverai dans une autre vie tous ceux que j'aime. L'autre jour, je suis sorti de la chambre d'un malade qui venait de mourir, un homme sympathique, un type très bien à mes yeux. En refermant la porte, je me suis surpris à penser : « Ce serait bien de le revoir et de continuer nos discussions dans l'autre vie. » Je ne vous surprendrai pas en vous révélant que, bien sûr, cette foi est pour moi l'assurance de retrouver ma mère. Rien que pour ça, je suis obligé d'y croire dur comme fer. Voyez la contradiction de l'âme humaine : je n'ai ni besoin ni envie que qui que ce soit m'apporte une preuve scientifique de la vie d'après...

— Restons dans celle-ci, alors. Vous vous attendez forcément à ces deux questions. À quoi dois-je m'attendre dans les prochains mois, les prochaines années ? Cher professeur, pourrez-vous me guérir ?

— La rapidité des progrès dans la recherche en tous domaines est phénoménale, bien sûr aussi pour les maladies du sang. Depuis que nous nous sommes rencontrés, j'ai toujours eu sous la main d'année en année une nouvelle substance qui m'a permis de changer votre traitement. Celui qui marque le pas à l'heure où nous écrivons était jusqu'à ces dernières semaines un dernier recours, ce qui nous posait un sérieux problème. Et d'un coup, j'ai maintenant plusieurs autres protocoles à vous proposer ! Non seulement ça va continuer ainsi, mais s'accélérer considérablement. Nous en sommes à la préhistoire de tous ces progrès.

— C'est magnifique, mais la guérison, c'est autre chose !

— Nous sommes face à un problème philosophique, celui de la limite. Les progrès de cette médecine font de plus en plus reculer les limites de la vie. Jusqu'où vont-ils les pousser ? Car le prix à payer est lourd, très lourd pour les patients. En regard, et vous le savez depuis six ans, le fardeau des contraintes dans cette médecine croît proportionnellement à la prolongation de leur survie. Le bracelet électronique est appelé à les tenir de plus en plus serrés…

— Invivable, à partir d'un certain seuil ! L'hôpital et les traitements comme mode de vie à vie, mieux vaut mourir.

— Je le pense aussi et je l'ai déjà dit dans ce livre. Comme vous, je ne l'accepterais vraisemblablement pas. Mais je veux répondre honnêtement à votre question : "Pourrez-vous me guérir ?" Si la définition de la guérison, c'est mourir un jour en n'ayant plus aucune cellule maligne dans votre corps, la réponse est non. Si on donne à la guérison une définition plus subjective – vivre grâce à cette médecine le plus longtemps possible, et bien, avec plus ou moins de cellules malignes –, alors la réponse est oui.

— Je vous fais confiance et me fais confiance pour savoir quand j'atteindrai mes propres limites.

— Bref, les progrès concernant le myélome et votre disposition d'esprit sont tels que nous ne sommes pas près de cesser de nous enquiquiner l'un l'autre ! [Rires.]

— Suis-je si enquiquineuse ?

— Oh non ! Vous êtes une malade exceptionnelle. J'aimerais tant qu'il y en ait plus comme vous. Mon rêve secret est que chacun de mes médecins ait sa Mme Schemla, ça les inciterait à relever plus de défis, à se remettre plus en question, à être encore plus créatifs !

— Et vous, vous êtes un médecin de rêve, cher professeur, comme j'en souhaite à tous les malades ! Je voudrais employer ici le plus beau mot de la langue française : merci. Dites-moi, nous n'avons pas l'air un peu cons, là ?

— Certainement pas quand je vois ce que nous avons fait ensemble. Comment l'appeler autrement qu'un art de vivre ? »

POST-SCRIPTUM

Quatre mois plus tard

« Quelle histoire ! »... « Il faut laisser le temps au temps... » Ces neuf mots de Mitterrand à l'épaisseur d'une philosophie disent le secret d'une ambition et d'une réussite, celle d'un homme atteint d'un cancer confidentiel à l'instant même où il accède enfin au pouvoir et ces mots trottent et retrottent dans ma tête ces jours-ci. Quand nous avons bouclé notre livre fin mai, ni le Pr Mohty ni moi n'avions idée de la tournure qu'allait prendre *notre* histoire, avec le temps pour allié. En conclusion de l'avant-propos, nous écrivions : « Les deux auteurs, au milieu du gué, ont l'espoir de faire un deuxième tome dans quelques années, quand l'immunothérapie aura enfin le dernier mot. » Les Car-T cells révolutionnaires que le médecin a décrites ici avec sa clarté habituelle étaient une perspective, comme la technique picturale menant, là-bas tout au bout du tableau, à une éventualité. Et puis, au téléphone : « Devant la recrudescence de votre myélome et l'obligation de changer le traitement, j'ai d'abord pensé pour vous aux anticorps bispécifiques. Mais depuis juin, j'ai droit à deux malades par mois au lieu d'un seul pour faire de l'immunothérapie. Nous n'allons pas perdre de temps, je vous propose d'y aller directement. »

Cette fois-ci, l'angoisse, la peur s'emparent de moi, prennent d'assaut mon cerveau. Je ne parviens pas à me réjouir d'abord de cette chance inouïe qui m'est offerte. La terreur m'obscurcit, littéralement, je suffoque, je perds le contrôle. J'essaye de me raisonner, façon Coué, me répète que si tout fonctionne bien après quelques semaines délicates, je serai sur la voie d'une autre vie, presque rêvée. « Allons, mon corps, garde ton calme, imagine un peu, un *one shot* avec mon propre sang reconfiguré et finie la cortisone, terminées les perfusions hebdomadaires, l'assignation aux chambrées. Le bracelet électronique : coupé ! La liberté ! Pour un, deux, trois ans, qui sait ? »

C'est précisément ce « qui sait ? » qui m'asphyxie. Lorsque je me suis engagée dans cette démarche d'écriture, je me suis traitée d'outrecuidante. J'insultais l'avenir. Sachant qu'aucun projet, même pas un dîner en ville ou amical, ne tient avec cette fichue fatigue, que je navigue sans cesse à vue, ce qui ajoute une lassitude contre laquelle il faut lutter sans faiblir, j'avais la certitude que d'ici la parution du livre – un an ! –, il se passerait quelque chose qui allait me démontrer que décidément le cancer est le plus fort. Qu'il me renverrait dans les cordes pour péché d'orgueil et de toute puissance. Alors à l'annonce de cette grâce qui me tombe dessus, songeant à la date de sortie de notre ouvrage, je ne retiens que les possibles effets secondaires lors des quinze jours, trois semaines d'hospitalisation, et après. Difficultés respiratoires pouvant aller jusqu'à la réanimation, troubles neuropathiques plus ou moins graves qui font perdre l'équilibre et la précision spatiale, prendre la fenêtre pour une porte, et autres possibles réactions… à moi-même. Tout ce qui, par mon sang, me rendrait « ni tout à fait la même ni tout à fait une autre[1] ». J'ai la hantise de disparaître dans le coma, sans conscience de la mort – j'ai contemplé mes parents sous produit létal, l'un sans l'avoir voulu, l'autre l'ayant choisi – ou de me retrouver diminuée, en chute légume programmée, l'impensable pour mon entourage chéri aussi.

Je me garde de le dire à mon cher professeur, me contentant de questions posées d'une voix calme. Il se montre plus que rassurant : « Mon observation en recherche clinique me permet de dire que généralement tout se passe bien, et la minutie de cette hospitalisation relativement longue permet justement de réagir au moindre souci. Comme pour Ikema, vous cochez toutes les cases, j'en suis certain. La seule chose qui va vous arriver sûrement sera de perdre la maîtrise de votre écriture pendant quelques jours. » Mon docteur se

1. Paul Verlaine, « Mon rêve familier ».

montre, comme à l'accoutumée, tellement serein, sûr, la voix posée que je finis par m'apaiser. Un peu… Puis beaucoup.

Soudain, en attendant l'échéance, me voilà reprogrammant des voyages, décidée à ne pas laisser filer un été trop précieux, réfléchissant à une première interview fixée pour la rentrée, prête à me remettre à mon livre sur ma lignée… Je danse, je vole, vole, vole.

Élisabeth Schemla, le 27 juillet 2023

Remerciements

Sans elles, sans eux, comment aurais-je parcouru ce chemin ? À chacune et chacun de la famille, des proches, des amis qui sont auprès de moi depuis le début de cette aventure qu'est la maladie, j'ose dire ce que je tais d'ordinaire : leur présence me fortifie pour la vie.

Un livre est fait aussi d'une complicité entre un auteur et un éditeur. Depuis vingt-quatre ans, Thierry Billard m'accompagne en ami avec une fidélité jamais démentie, éditeur exigeant et souple. Mais cette fois-ci la compréhension personnelle, la sensibilité et le tact qu'il a déployés, sachant mes difficultés, ont sans aucun doute permis que cet ouvrage aboutisse. Au prochain, cher Thierry !

Élisabeth Schemla

Je remercie tous mes maîtres pour leurs enseignements ; toutes les équipes avec qui j'ai travaillé pour leur dévouement ; Mme Schemla et tous les malades qui perpétuent en moi le goût de la bataille au quotidien et à qui je dois une immense humilité. Au quotidien ils me font confiance, et m'apportent beaucoup de réconfort. Je mesure leur immense courage, et leur dignité.

Pr Mohamad Mohty

Composition réalisée
par Rosa Beaumont

Imprimé en France par CPI
en septembre 2023

Pour plus d'information :

#lisez! engagé
www.lisez.com
Imprimé sur du papier issu de forêts gérées durablement.

N° d'édition : 66149/01 – N° d'impression : 175821